カラー版
やさしい
歯と口の事典
ENCYCLOPEDIA

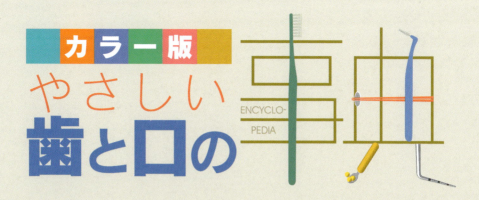
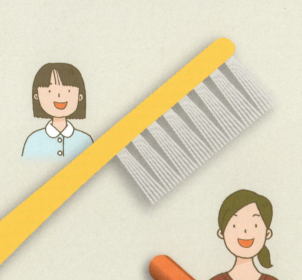
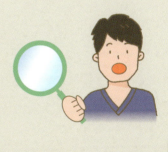
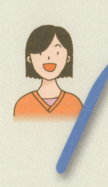
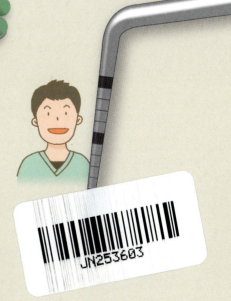

下山和弘
秋本和宏 編

医歯薬出版株式会社

■編著者（敬称略）

下山　和弘：東京医科歯科大学歯学部教授
秋本　和宏：しらかば歯科

■執筆者（50音順，敬称略）

秋本　和宏　　しらかば歯科
秋本紗恵子　　しらかば歯科
稲場　幸治　　笹塚歯科クリニック
井上　　篤　　井上歯科医院
岩佐　康行　　原土井病院歯科部長，摂食・栄養支援部部長
薄井　康裕　　かけろま薄井歯科
薄井　砂織　　かけろま薄井歯科
金子　博寿　　ヒロデンタルクリニック
熊谷　修一　　さくら歯科クリニック
佐藤　　圭　　さとう歯科クリニック
島崎　直美　　しまざき歯科
清水　裕之　　しみずデンタルクリニック
下山　和弘　　東京医科歯科大学歯学部教授
堤　美登利　　みどり歯科クリニック
西川　　毅　　西川歯科医院
吉田　　敬　　パールデンタルオフィス

This book was originally published in Japanese
under the title of：

KARA BAN YASASHII HA-TO KUCHI-NO JITEN

（Simplified dental encyclopedia, colored ver.）

Editors：

SHIMOYAMA, Kazuhiro
　　Professor, Faculty of Dentistry, Tokyo Dental and Medical University
AKIMOTO, Kazuhiro
　　Shirakaba Dental Office

© 2018

ISHIYAKU PUBLISHERS, INC.
　　7-10, Honkomagome 1 chome, Bunkyo-ku,
　　Tokyo 113-8612, Japan

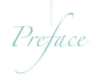

はじめに

❋ 看護・介護の専門家から「誤嚥性肺炎の予防のために口腔ケアは大切です」「口から食べることが栄養面でも食事を楽しむという面においても大切です」といわれることが多くなっています．また大学病院を訪れる患者からも「歯周病は全身的な病気と関係があると知ってから歯をよく磨いています」という言葉をよく聞きます．新聞や健康雑誌などで口腔（口）の健康の重要性が取り上げられていることが大きく影響していると思われます．

❋ しかし，看護・介護の専門家や一般の方々の歯科に関する知識は十分とはいえません．ある病院では，「入院患者の誤嚥性肺炎予防のために積極的に口腔ケアを行っています」ということでしたが，使用している清掃用具は歯ブラシのみでした．入院している高齢者の口腔内をみせてもらうと，鼓形空隙（歯と歯の間にある空隙）に食渣（食べかす）・プラーク（細菌などの塊）が残っていました．また，歯ブラシ，歯間ブラシ，ワンタフトブラシ，義歯用ブラシを持参した高齢者が施設の介護スタッフから「歯を磨くのにこんなに道具が必要なんですか」と質問されたという話もその家族から聞いたことがあります．

❋ 歯科に関する知識が十分ではない理由には，歯科医師・歯科衛生士からの情報提供が十分とはいえないということがあげられます．また歯科医師・歯科衛生士からの情報提供に際して専門用語が多く，理解が難しいという指摘もあります．患者が理解できる言葉で説明すべきであるといわれていますが，これが実は難しい．たとえば「差し歯」という用語を患者はよく使いますが，患者の使う「差し歯」の意味は多彩です．「歯を抜いたので差し歯にしたい」と希望される患者には「歯根（根っこ）が残っていないと差し歯はできません」という説明をしなければなりません．一般に使われている不正確な用語が誤解を生むこともあります．そのため，歯科の専門用語を一般の方々にも知ってもらうということも必要ではないかと考えています．

❋ 本書では，「できるだけ正確に歯科の情報を伝える」「専門用語を使うが，わかりやすい説明を加える」ということを目標に，歯科全般の解説を加えることにしました．ただし誌面の都合で小児歯科に関する解説は行いませんでした．歯科医院の待合室では一般の方々の知識の向上に役立つ書籍として，また歯科医院のスタッフ教育や看護・介護の専門家のテキストとして有用な書籍となっていると自負しています．本書を読んでいただき，そこで感じた疑問を歯科医師・歯科衛生士に質問していただければ歯科医師・歯科衛生士と患者の相互理解や多職種協働の一助になるのではないかと思っています．本書が歯科に関する知識の向上に役立つとともにコミュニケーションのためのツールにもなれば望外の喜びです．

❋ 最後に，本書の完成に労を惜しまなかった医歯薬出版関係諸氏に深く感謝の意を表します．

平成30年1月

編者一同

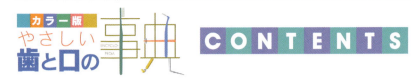

CONTENTS

Introduction 歯科が扱う領域の概要……………………秋本和宏　8

1章―健康に貢献する口腔の重要性

1. 歯周病と全身疾患……………………………………下山和弘　18
2. 歯周病と糖尿病……………………………………………… 19
3. 歯周病と動脈硬化…………………………………………… 20
4. サルコペニア………………………………………………… 21
5. フレイル，オーラルフレイル……………………………… 22
6. 体性感覚と運動野…………………………………………… 23
7. 咀嚼と脳の活性化…………………………………………… 24
8. 歯の喪失と咀嚼能力………………………………………… 25
9. 咀嚼能力と寿命……………………………………………… 26
10. 味 覚……………………………………秋本和宏，秋本紗恵子　27
11. 体性感覚……………………………………………………… 28
12. 唾液分泌……………………………………………………… 29
13. 摂食嚥下機能………………………………………………… 30
14. 咀嚼機能……………………………………………………… 31
15. 嘔 吐………………………………………………………… 32
16. 呼吸機能……………………………………………………… 33
17. 発音（構音）機能…………………………………………… 34
18. 顔 貌………………………………………………………… 35
19. 口のなかの汚れ……………………………………稲場幸治　36
20. 歯，義歯の着色……………………………………………… 37
21. 食物残渣（食渣）…………………………………………… 38
22. プラーク（歯垢）…………………………………………… 39
23. 歯 石………………………………………………………… 40
24. 義歯に付着するプラークと歯石様沈着物………………… 41
25. 舌 苔………………………………………………………… 42
26. 剝離上皮膜と痂皮…………………………………………… 43

2章 口腔清掃に使用する用品

1. プラークコントロール……薄井康裕,薄井砂織 46
2. 手用歯ブラシ……47
3. 電動歯ブラシ・ワンタフトブラシ……48
4. 歯間ブラシ……49
5. デンタルフロス・口腔洗浄器具……50
6. 粘膜清掃……清水裕之 51
7. 舌ブラシ・粘膜ブラシ……52
8. スポンジブラシ・口腔ケア用綿棒・ガーゼ等……53
9. 歯磨剤……金子博寿 54
10. 口腔保湿剤・人工唾液……55
11. 含嗽剤・洗口剤……56
12. 義歯用ブラシ・義歯洗浄剤……清水裕之 58
13. 開口器・開口補助器具……59
14. フッ化物……堤美登利,下山和弘 60
15. キシリトール……61

3章 歯と歯周組織の病気とその治療

1. う蝕とは……井上 篤 64
2. う蝕の発生要因と予防……65
3. う蝕の進行度と治療法……66
4. 歯髄疾患……67
5. 歯髄疾患のおもな治療法……68
6. 直接抜髄法および感染根管治療の術式……69
7. 象牙質知覚過敏……熊谷修一 70
8. くさび状欠損……72
9. 歯冠修復,歯冠補綴……金子博寿 73
10. 歯周病とは……75
11. 歯周病の治療の実際……76
12. 根分岐部病変……77
13. 歯の破折……熊谷修一 78

4章 歯の喪失とその治療

1. 抜歯の理由……島崎直美 80
2. 歯を失った場合の治療法……81

CONTENTS

3 ブリッジ……………………………………………………82
4 部分床義歯…………………………………………………83
5 全部床義歯……………………………………………吉田 敬 84
6 義歯の着脱方法………………………………………清水裕之 85
7 清掃方法と就寝時の保管方法……………………………86
8 デンチャーマーキング……………………………………87
9 義歯安定剤…………………………………………………88
10 インプラント義歯の特徴……………………………金子博寿 89
11 インプラント周囲の炎症とインプラント義歯の管理…………90

5章 粘膜その他の疾患と治療

1 口腔粘膜疾患の概説……………………………秋本和宏,秋本紗恵子 92
2 口内炎………………………………………………………93
3 口腔カンジダ症……………………………………………94
4 帯状疱疹……………………………………………………95
5 口腔がん……………………………………………………96
6 白板症と紅板症(紅斑症)…………………………………97
7 扁平苔癬……………………………………………………98
8 良性腫瘍……………………………………………………99
9 薬物性歯肉増殖症…………………………………………100
10 骨隆起(外骨症)…………………………………………101
11 義歯性線維腫とフラビーガム……………………………102
12 口腔乾燥症とその治療……………………………………103
13 舌痛症とその治療…………………………………………105
14 舌苔の除去…………………………………………………106

6章 味覚障害とその治療

1 味覚障害とその治療…………………………秋本和宏,秋本紗恵子 108

7章 口臭とその治療

1 口臭症の分類と治療の必要性…………………………西川 毅 112
2 口臭の原因物質……………………………………………113
3 口臭の検査と治療…………………………………………114

8章 顎関節症・顎関節脱臼とその治療

1 顎関節の特徴……………………………………秋本和宏,秋本紗恵子 118

2 顎関節症……………………………………………………………………119
3 開口障害（口が開かない）…………………………………………………120
4 顎関節脱臼……………………………………………………………………121

9章 摂食嚥下障害

1 摂食嚥下障害のスクリーニングテスト…………………………岩佐康行 124
2 VE（嚥下内視鏡検査）・VF（嚥下造影）………………………………127
3 摂食嚥下リハビリテーションとは…………………………………………129
4 摂食嚥下リハビリテーションの基本………………………………………130
5 チームアプローチ……………………………………………………………131

10章 食事介助

1 食事姿勢の確認……………………………………………………下山和弘 134
2 食器と食具の選択……………………………………………………………135
3 飲み込みやすい食形態………………………………………………………136
4 介助の要点……………………………………………………………………137

11章 誤嚥と誤飲，誤嚥性肺炎

1 誤嚥…………………………………………………………………下山和弘 140
2 誤嚥性肺炎……………………………………………………………………141
3 誤飲……………………………………………………………………………142
4 PTP包装シートの誤飲・誤嚥………………………………………………143

12章 全身疾患と口腔

1 脳血管疾患…………………………………………………………佐藤　圭 146
2 脳血管疾患における口腔管理………………………………………………147
3 パーキンソン病……………………………………………稲場幸治，下山和弘 148
4 パーキンソン病の口腔の問題………………………………………………149
5 認知症……………………………………………………………熊谷修一，下山和弘 151
6 四大認知症の特徴……………………………………………………………152
7 認知症患者の歯科的問題……………………………………………………153

文　献………………154　　索　引………………158

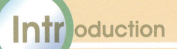 歯科が扱う領域の概要

1 頭頸部の構造

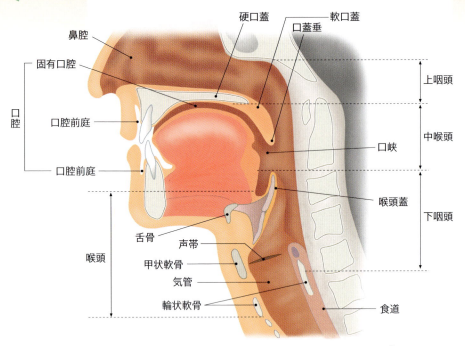

(阿部, 2013.[1] を参考に作成)

　頭部には消化管（食物の通り道）の入り口である口腔（口）と気道（呼気・吸気の通り道）の入り口である鼻腔（鼻）があります．口腔と鼻腔は咽頭（のど）につながっており，消化管は咽頭から食道・胃に，気道は咽頭から喉頭・気管・気管支に続いていきます．咽頭は食物と空気の共通の通り道であるため，食物が気管に入る誤嚥という問題が生じることがあります．喉頭には声帯があり喉頭原音をつくります．舌，軟口蓋，喉頭蓋，声帯など，さまざまな器官が協調運動することにより，むせずに食事ができ，呼吸をして「ことば」を発することができるのです．

　口腔は口唇，頰，口蓋，口腔底に囲まれており，咽頭との移行部を口峡といいます．口唇・頰と歯列の間の空隙を口腔前庭，歯列と口蓋・口腔底の間の空隙を固有口腔といいます．固有口腔を満たすように舌があります．

2 口腔の構造

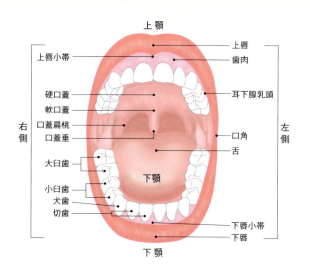

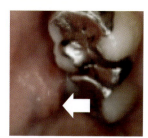

耳下腺乳頭（右側）：上顎第二大臼歯部には耳下腺の開口部である耳下腺乳頭がある

　口腔の入り口に口唇（くちびる）があり，上唇，下唇が左右で接しているところを口角といいます．口唇の機能が低下すると捕食（食物の取り込み）が困難になります．

　口腔には上顎骨（上あご）と下顎骨（下あご）があり，それぞれ歯が植立しています．歯の連なりを歯列といいます．下顎骨は顎関節（あご）を軸に上下・左右・前後に動きます．口を開けることを開口，閉じることを閉口といいます．閉口したときに上下顎の歯が接触します．

　口腔の上部を口蓋といい，骨の裏打ちがある硬口蓋と骨の裏打ちがなく口蓋筋からなる軟口蓋に分けられます．軟口蓋には口蓋垂（のどちんこ）があります．軟らかな食物は舌が硬口蓋に押し付けて潰します．飲み込むときには咽頭に向かって舌で食塊（粉砕され唾液と混ぜられた食物）を移動させます．軟口蓋と咽頭後壁で鼻咽腔閉鎖（上咽頭と中咽頭・口腔との間の閉鎖）を行い上咽頭・鼻腔への流入を防止します．鼻咽腔閉鎖ができないと，食物の鼻腔流入が起こり，開鼻声（鼻に抜けた声）になります．

　頬粘膜には耳下腺の開口部があり，耳下腺でできた唾液が出てきます．口峡付近にはリンパ網様組織である口蓋扁桃や舌扁桃があります．

3 舌

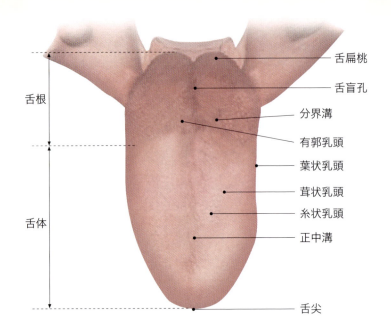

舌扁桃
舌盲孔
分界溝
有郭乳頭
葉状乳頭
茸状乳頭
糸状乳頭
正中溝
舌尖

舌根
舌体

舌（べろ，した）は口腔底後部より隆起した器官で，舌の前方2/3は口腔内にあり舌体，後方1/3は咽頭部にあり舌根とよばれ，舌分界溝がその境になっています．舌体の先端部を舌尖，縁を舌縁，口蓋に面する側を舌背，口腔底に面する側を舌下面といいます．舌は舌筋の塊で，吸飲（吸って飲むこと），咀嚼（食物を噛み潰し唾液と混ぜること），嚥下（飲み込むこと），構音（母音や子音を出すこと），感覚（触覚，味覚，温度感覚など）など多彩な機能を担っています．舌背および舌縁には4種類の舌乳頭（舌にみられる小さな突起状のもの）があり，有郭乳頭，茸状乳頭，葉状乳頭には味覚の感覚受容器である味細胞（味物質による刺激を感じる細胞）を有する味蕾があります．糸状乳頭は舌背にあり，先端部は錯角化（不完全な角化）しており，口蓋や食物の間に生じる刺激に耐えられるようになっています．舌背は糸状乳頭が多く白くみえますが，そのなかに点々と赤くみえるのが茸状乳頭です．

4 舌下面と口腔底

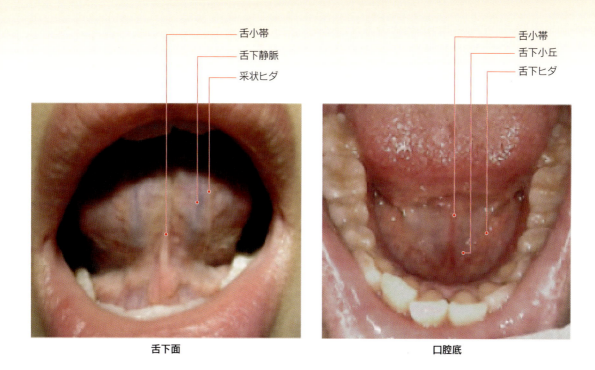

舌下面　　　　　　　　　　　口腔底

舌の裏側を舌下面，口腔の下面で舌下面と接する部位を口腔底といいます．舌下面の正中には口腔底から舌尖に向かって舌小帯があります．顎下腺，舌下腺は口腔底にある舌下ヒダ，舌下小丘に開口しています．舌下面には舌小帯と平行するように舌下静脈と采状ヒダがみられます．舌下静脈は東洋医学的診断（舌診）に用いられます．

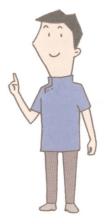

5 歯肉

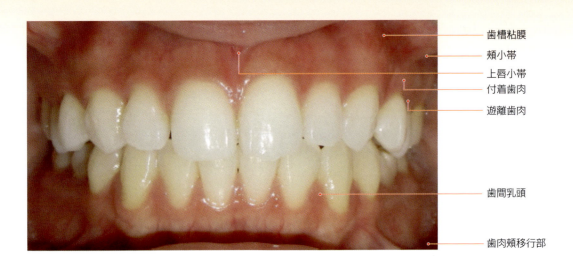

歯槽粘膜
頰小帯
上唇小帯
付着歯肉
遊離歯肉
歯間乳頭
歯肉頰移行部

歯肉（はぐき）は遊離歯肉と付着歯肉に分けることができます．歯肉は咀嚼時の食物などの刺激に耐えられるように角化（角化細胞が角質細胞になること）しており，機能的には咀嚼粘膜といわれます．歯の周囲に幅 1 mm 程度の可動性のある粘膜があり，これが遊離歯肉です．遊離歯肉以外の歯肉が付着歯肉で歯槽骨（歯を支える骨）の骨膜としっかりと癒着しており可動性はありません．遊離歯肉と歯の間には溝があり歯肉溝といいます．歯周病によりこの溝が病的に深くなった状態を歯周ポケットといいます．遊離歯肉の縁を歯肉縁といい，歯石の付着位置の基準などになっています．また，隣接する歯の間にある間隙をその形から鼓形空隙といい，下部鼓形空隙の歯肉を歯間乳頭といいます．歯肉退縮に伴い下部鼓形空隙は広くなり歯間ブラシなどによる清掃が必要になります．歯肉は歯肉歯槽粘膜境（歯肉頰移行部）で歯槽粘膜に移行します．

Introduction──歯科が扱う領域の概要

6 歯の種類と歯列

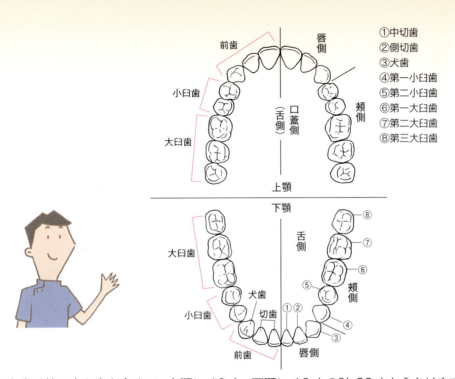

永久歯は第三大臼歯を含めて，上顎に16本，下顎に16本の計32本からなります．前歯（まえば）には切歯（中切歯と側切歯）と犬歯があり，臼歯（奥歯）には小臼歯（第一小臼歯，第二小臼歯）と大臼歯（第一大臼歯，第二大臼歯，第三大臼歯）があります．第三大臼歯の清掃は難しく歯周病やう蝕（むし歯）になりやすく，斜めに生えると抜歯が難しくなりやすい歯です．生まれつき第三大臼歯がない場合もあります．切歯は門歯，犬歯は糸切り歯，第三大臼歯は智歯あるいは親知らずともよばれます．第一大臼歯は6歳で，第二大臼歯は12歳で生え始めることが多いことから，それぞれ6歳臼歯，12歳臼歯ともよばれます．

　歯は，連なり歯列を構成します．各歯には役割があり，食事の際には上下顎の歯が噛み合い，切歯は食物の切断，臼歯は粉砕・臼磨（磨り潰し）を行います．う蝕や歯周病で歯を失うと，咀嚼能力（食物を切断・粉砕・臼磨し唾液と混ぜて嚥下できる状態にする能力）が低下します．前歯部での喪失では審美性（みた目）や構音が悪くなります．隣在歯（隣接する歯）は歯の欠損した部位に移動・傾斜，対合歯（噛みあっていた歯）は挺出して歯列が乱れてしまいます．

7 歯の部位，方向に関する用語

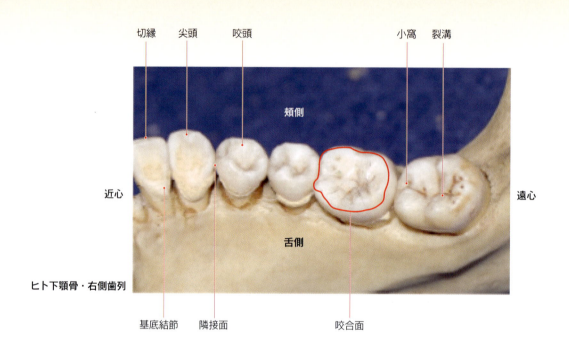

ヒト下顎骨・右側歯列

歯の固有口腔側（舌に接する側）を上顎では口蓋側，下顎では舌側といい，口腔前庭側（口唇・頬と接する側）を前歯部では唇側，臼歯部では頬側といいます．また隣在歯（隣接する歯）と接する面を隣接面，正中に近い隣接面を近心面，遠い隣接面を遠心面といいます．正中に近づく方向を近心，遠ざかる方向を遠心といいます．隣接面で隣在歯と接している部分を接触点といい，この部位の隙間が大きいと食片圧入（歯の間に食物が詰まる）が起こりやすくなります．

　咬合時（噛み合わせたとき）に上下顎の臼歯が接する面を咬合面といい，小窩裂溝（窪みや溝）があります．咬合面にある歯の高まりを咬頭といい，咬頭は小窩裂溝と入り込み，食物を粉砕・切断・臼磨します．切歯の先端を切縁といいます．切縁は食物を切断します．

8 歯の構造

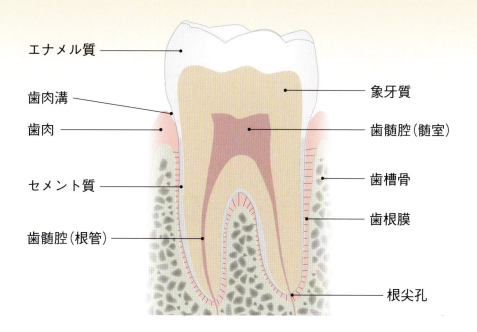

歯は硬組織（エナメル質，象牙質，セメント質）と軟組織の歯髄から構成されます．歯髄（いわゆる神経）は実際には細胞，神経線維，血管などで構成されています．神経線維や血管は歯根膜から根尖孔（歯根の先端部の孔）を通って歯髄に入ります．歯髄がある部位を歯髄腔といい，歯冠部の髄室と歯根部の根管に分かれます．

　歯周組織は歯を支える組織（支持組織）であり，歯肉，歯槽骨，歯根膜，セメント質から構成されます．セメント質は歯と歯周組織の両方に含まれ，セメント質と歯槽骨との間は歯根膜によって結ばれます．

　エナメル質に覆われている部分を（解剖学的）歯冠，セメント質に覆われている部分を（解剖学的）歯根といいます．臨床的には歯肉縁上の部分を（臨床的）歯冠，歯肉縁下の部分を（臨床的）歯根といいます．エナメル-セメント境（エナメル質とセメント質の境）を歯頸線，歯頸といいますが，臨床的には歯肉と歯の境界付近が歯頸部と多くの場合よばれています．歯根の数は前歯と下顎小臼歯では1根，下顎大臼歯と上顎小臼歯では2根，上顎大臼歯の歯根では3根のことが多いのですが，異なる場合も多々あります．

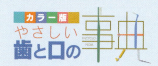

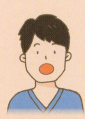

1章

健康に貢献する口腔の重要性

1 歯周病と全身疾患

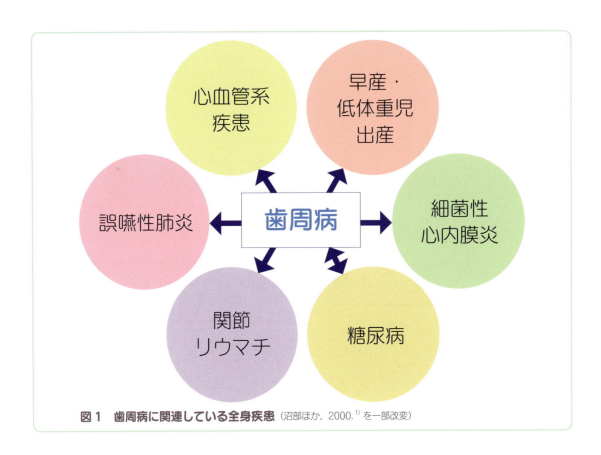

図1 歯周病に関連している全身疾患（沼部ほか，2000.[1]を一部改変）

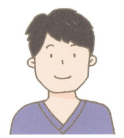

Comment 歯周病は糖尿病，脳卒中，心臓病，高血圧症などとともに生活習慣病といわれ，全身疾患との関係が従来から示されています（図1）．

口腔内の細菌，歯周病原細菌の内毒素や歯周病の局所で産生される炎症性サイトカインなどの炎症性物質が血流にのって全身をめぐり，結果として生じた慢性で微弱な炎症がさまざまな生活習慣病の病態形成に負の影響を与えます[2]．

生活習慣病：食生活，運動習慣，休養，喫煙，飲酒等の生活習慣が，その発症・進行に関与する疾患群[3]．

内毒素（エンドトキシン）：グラム陰性菌の菌体内に存在する毒素で，菌体が破壊されると放出される毒素である．毒素によりショック状態，発熱，出血などの症状が起こる．

サイトカイン：細胞から分泌される糖タンパク質で，他の細胞に情報を伝える働きがあり，多様な細胞応答を引き起こす．生理活性物質とよばれる．炎症性サイトカインは炎症反応を促進する働きを持つ．

2 歯周病と糖尿病

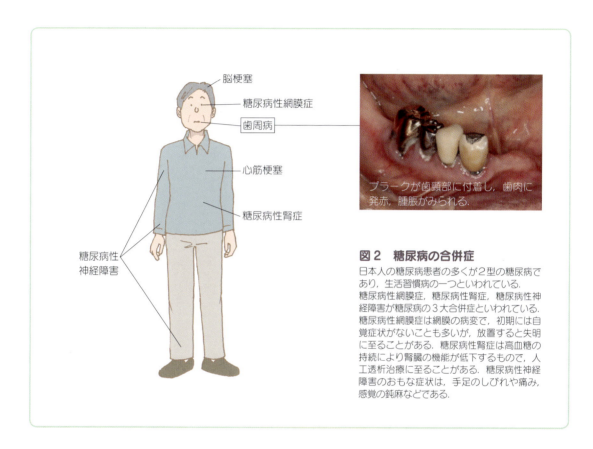

図2 糖尿病の合併症

日本人の糖尿病患者の多くが2型の糖尿病であり、生活習慣病の一つといわれている。
糖尿病性網膜症、糖尿病性腎症、糖尿病性神経障害が糖尿病の3大合併症といわれている。糖尿病性網膜症は網膜の病変で、初期には自覚症状がないことも多いが、放置すると失明に至ることがある。糖尿病性腎症は高血糖の持続により腎臓の機能が低下するもので、人工透析治療に至ることがある。糖尿病性神経障害のおもな症状は、手足のしびれや痛み、感覚の鈍麻などである。

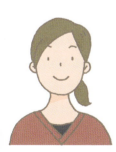

Comment

糖尿病は、インスリン作用の不足によって血糖値（血液中のブドウ糖濃度）が慢性的に高くなる代謝疾患です。糖尿病の慢性合併症には、細小血管合併症（神経障害、網膜症、腎症）と大血管障害（脳梗塞、心筋梗塞、末梢動脈閉塞症）があげられます（図2）。歯周病は糖尿病の第6の合併症といわれ、相互に悪影響を及ぼし合います（①,②）。

①糖尿病患者は感染しやすく、重篤化しやすい。糖尿病は歯周病の発症や増悪の危険性を高める。

②歯周病は炎症性サイトカインの作用によるインスリン抵抗性の増大により血糖コントロールを悪化させる。歯周病の治療・管理により血糖コントロールが容易になる。

インスリン：インスリンは膵臓のランゲルハンス島から分泌されるホルモンで、血糖（血液中のブドウ糖）を下げる働きがある。食事をするとブドウ糖が血液中に取り込まれ血糖値が高くなるが、インスリンは一定の範囲に血糖値が保たれるように働く。

インスリン抵抗性：インスリンは一定の範囲に血糖値を保つ働きがあるが、筋肉や脂肪細胞などの標的となる細胞にインスリンが正常に働かなくなる状態をインスリン抵抗性という。インスリン抵抗性の増大によって血糖値が下がらず、高血糖が持続することになる。

3 歯周病と動脈硬化

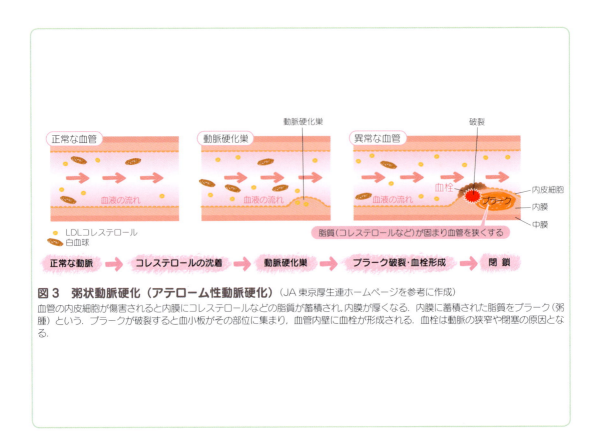

図3 粥状動脈硬化（アテローム性動脈硬化）（JA東京厚生連ホームページを参考に作成）
血管の内皮細胞が傷害されると内膜にコレステロールなどの脂質が蓄積され，内膜が厚くなる．内膜に蓄積された脂質をプラーク（粥腫）という．プラークが破裂すると血小板がその部位に集まり，血管内壁に血栓が形成される．血栓は動脈の狭窄や閉塞の原因となる．

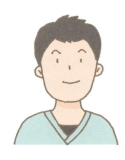

Comment　動脈硬化には，血管内膜が肥厚することにより内腔が狭窄する粥状動脈硬化と，血管壁の弾性が失われ血管が硬化する動脈の硬化（狭義の動脈硬化）が含まれます[2]．脳梗塞や心筋梗塞などの原因となりうる粥状動脈硬化は細菌や全身の炎症に由来する炎症性サイトカインなどにより血管内皮の機能が障害され，炎症の惹起，内膜の肥厚，結果として血管内腔の狭窄に至ります[3]（図3）．粥状動脈硬化には歯周病原細菌の関与が考えられます．歯周病原細菌が血管内に侵入し血管内壁に付着し，粥状動脈硬化を起こすといわれています．歯周病の重症化，広範化に伴い，冠動脈疾患の危険性は高くなるといわれています．

冠動脈：心臓に血液を供給している動脈で，心臓を取り巻いている．冠動脈の内腔が狭まり，十分な酸素や栄養素が心筋に供給できなくなると，胸痛などが生じる．これが狭心症である．

4 サルコペニア

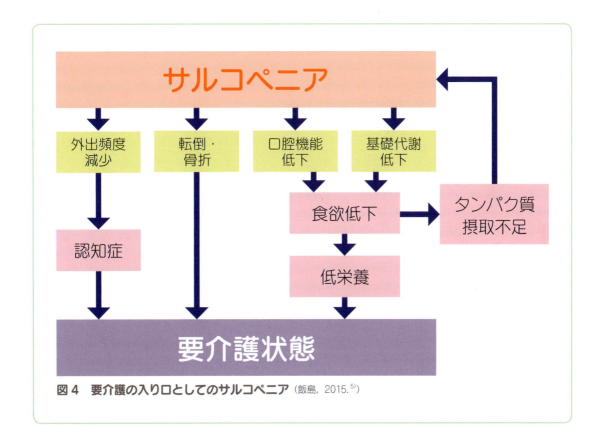

図4 要介護の入り口としてのサルコペニア （飯島, 2015.[5]）

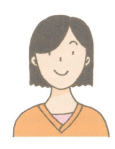

Comment

　骨格筋量の減少に加えて筋力低下あるいは身体能力低下のいずれかが当てはまるとサルコペニアと診断されます．サルコペニアは運動障害，転倒・骨折，ADLの低下などを招きます（図4）．サルコペニアは加齢以外に明らかな原因がない一次性サルコペニアとその他の原因が明らかな二次性サルコペニアに分けられます．二次性サルコペニアには活動に関連するサルコペニア，疾患に関連するサルコペニア，栄養に関連するサルコペニアがあげられます．

　顎口腔系にサルコペニアが現れると，口腔の機能が低下して低栄養をもたらし，ADLの低下に至ります．また生活機能の低下は口腔衛生の不良，口腔機能の低下につながります．

　咀嚼機能の維持・向上は栄養状態の維持・改善につながり，サルコペニアの予防につながります．

ADL（日常生活動作）：食事・入浴・整容などの生活するうえで必要な基本的な動作，日々の生活で行われる身のまわりの活動や動作のことである．

5 フレイル，オーラルフレイル

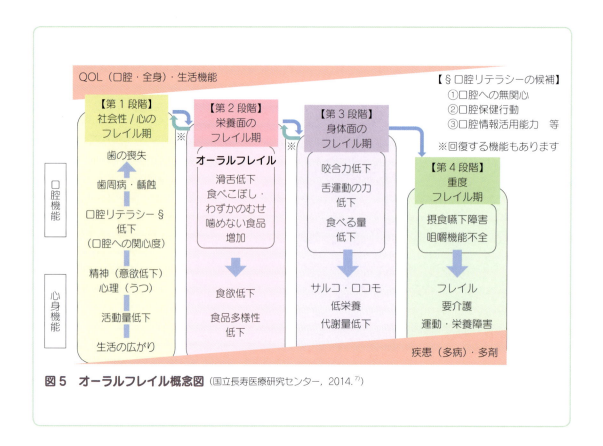

図5　オーラルフレイル概念図 (国立長寿医療研究センター，2014.[7])

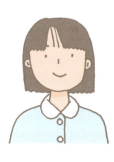

Comment

　フレイルとは，高齢期の生理的予備能低下によりストレスに対する脆弱性が亢進し，生活機能障害，要介護状態，死亡などの転帰に陥りやすい状態で，筋力低下により動作の俊敏性が失われ，転倒しやすくなるような身体的問題のみならず，認知機能障害やうつなどの精神・心理的問題，独居や経済的困窮などの社会的問題を含む概念です[6]．高齢者の医療介護に携わるすべての専門職は食事や運動によるフレイルの一次，二次予防の重要性を認識すべきです[6]．

　口腔機能の低下に着目したオーラルフレイルも提言されています[7]（図5）．4段階に分類され，口腔機能と心身機能の関係，口腔機能向上や食べる機能の維持・向上の重要性が示されています．「しっかり噛んで，しっかり食べ，しっかり歩き，そしてしっかり社会性を高く！」が原点です[8]．

予備能：身体の生理機能の恒常性を保つための能力である．ストレスが負荷されたときに予備能の範囲であれば機能が維持されるが，予備能の範囲を超えると機能が維持できなくなる．
一次予防，二次予防：一次予防は健康増進や疾病予防などの病気になる前の予防であり，二次予防は早期発見や早期治療などにより重症化を防止することである．

6 体性感覚野と運動野

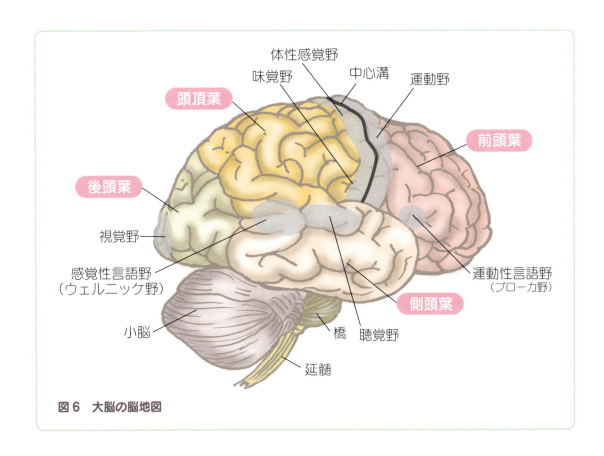

図6 大脳の脳地図

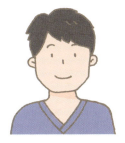

Comment　大脳は前頭葉，側頭葉，頭頂葉，後頭葉に分けられます（図6）．大脳の表面部には神経細胞からなる大脳皮質があり，運動野，体性感覚野，視覚野，聴覚野などの機能の中枢が局在しています．

　ペンフィールドの脳地図（成書参照）では，体性感覚野，運動野において口唇，顎，舌などの領域が広いことがわかります[9]．食べること，話すことには多くの筋肉・神経が関わり複雑な運動をしているために，そのコントロールには脳の広い領域が必要です．

運動野：運動の計画・実行に関与する大脳皮質の領域で，一次運動野は大脳中心溝の前方にある．
体性感覚：触覚や痛覚などの皮膚や粘膜の感覚（皮膚感覚）と筋や関節などに起こる感覚（深部感覚）をいう．口唇や舌尖部の感覚は鋭敏である．舌の深部感覚は巧妙な舌運動を調節する．
体性感覚野：体性感覚に関与する領域で，体性感覚情報が伝えられる．一次体性感覚野は大脳中心溝の後方にある．
食べる：食物を認知して手に取って口に運び，よく噛んで飲み込むこと．

7 咀嚼と脳の活性化

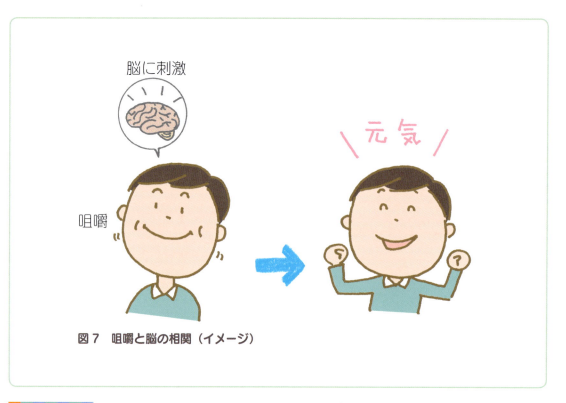

図7　咀嚼と脳の相関（イメージ）

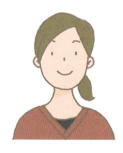

Comment

　おいしいものを摂取すると各種の脳内物質が放出され，活発な咀嚼運動ともあいまって脳細胞は活性化され，生き生きと元気になります[10]（図7）．脳内物質のβ-エンドルフィンなどの放出により持続したおいしさ，陶酔感，満足感などが生じます[10]．

　咀嚼によって脳の特定領域の血流が増します．血流は脳機能に必須の酸素やグルコースを供給します．血流の増加は咀嚼によってその領域が活性化されていることを示します．思考，創造，記憶，意思決定などを担っている前頭前野（前頭連合野）の血流動態を調べた研究の結果を以下に示します．

・ガム咀嚼により中前頭回の血流が増加する[11]．

・大臼歯部の咬合の喪失に伴いガム咀嚼時の中前頭回の活動が減少する[12]．

　咀嚼によって，学習，記憶，運動のプログラミングなど高次脳機能と密接に関わる領域の活動性が増加しますが，大臼歯の喪失によって失われることが示されています．これらの結果は歯を失わないことの重要性を示しています．失われた大臼歯を人工歯で補うと活動が増すことから，義歯やブリッジなどで大臼歯の喪失を補う必要があることがわかります．

β-エンドルフィン：脳内で機能する神経伝達物質の一種で，内因性のモルヒネ類似物質である．脳内麻薬ともよばれる．

8 歯の喪失と咀嚼能力

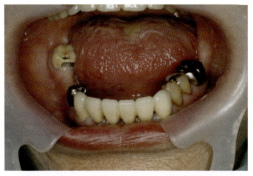

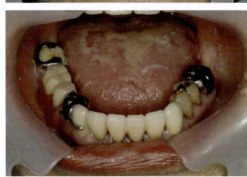

表1　歯の喪失および義歯装着による咀嚼能率
（渡辺ほか，1982.[13]）

欠損状態	義歯装着状況	平均値(%)	最低(%)	最高(%)
第一大臼歯欠損	義歯未装着	48.9	36.7	69.3
	義歯装着	65.3	44.9	88.1
少数歯（2～7歯）欠損	義歯未装着	32.6	18.4	48.9
	義歯装着	44.9	22.5	77.5
無歯顎	義歯装着	35.9	22.5	57.1

健常有歯顎者における値を100%とする．

図8　下顎右側第二小臼歯と第一大臼歯の欠損部位と可撒性義歯装着
2歯の欠損でも咀嚼能率に大きな影響を与える．

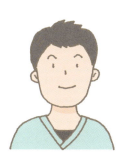

咀嚼能力とは，食物を切断・破砕・粉砕し，唾液との混和を行いながら食塊を形成して，嚥下動作を開始するまでの一連の能力のことです．歯の喪失に伴い咀嚼能力は低下していきます（図8）．健常有歯顎者の咀嚼能率を100%とすると，第一大臼歯が欠損すると咀嚼能率は平均48.9%に減少し，第一大臼歯の欠損部位に義歯を装着すると平均65.3%まで回復しますが[13]，100%にはなりません（表1）．しかし，歯の喪失を放置しておくと歯の移動や挺出などが起こり，咀嚼機能に対する種々の弊害が発生します．義歯やブリッジを装着し，少しでも歯のあったときの状態に近づけることが必要です．すなわち，義歯やブリッジなどにより歯の喪失を補う必要があるのです．

義歯：歯を抜いたとき，または抜けてしまったときに，喪失した歯とその周囲の組織を補うために作られる装置．一般的には，患者本人が着けたり外したりできる装置（可撒装置）であり，入れ歯といわれるものである．

咀嚼能力：食物を咀嚼する能力，すなわち食物の切断・破砕・粉砕，唾液との混和，食塊形成の一連の過程を行う能力のことであり，咀嚼能力を評価するためにさまざまな方法が開発されてきた．

咀嚼能率：咀嚼能力を評価する方法の一つで，食物の粉砕度を測定することによって求める．

歯の挺出：口を閉じると上顎の臼歯咬合面と下顎の臼歯咬合面が接触する．抜歯により噛み合う歯がなくなると歯はなくなった歯の方向にのびだす．これを挺出という．歯がのびださないようにするために，歯がなくなった部位に義歯やブリッジを装着する．

9 咀嚼能力と寿命

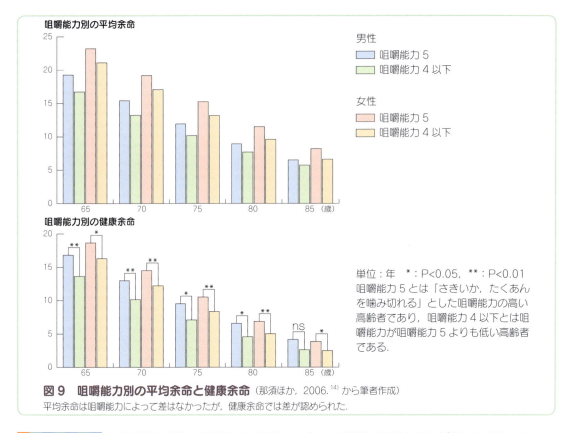

図9 咀嚼能力別の平均余命と健康余命（那須ほか，2006.[14]）から筆者作成）
平均余命は咀嚼能力によって差はなかったが，健康余命では差が認められた．

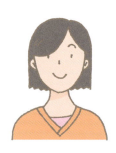

Comment 咀嚼能力が高い高齢者は，健康でいられる期間（健康余命）が長いと報告されています．平均余命は咀嚼能力による差はありませんが，健康余命は咀嚼能力の高い高齢者が長くなっています[14]（図9）．したがって，健康で自立した生活ができる期間を長くするためには口腔の状態を良好に保ち，歯を失ったときには治療を行い，できるだけ咀嚼能力を高い状態に維持することが必要です．

平均余命，健康余命：平均余命とは，ある年齢の者が今後生きられる平均的な期間（年数）である．
健康余命とは，ある年齢で今後健康で通常の日常生活が送れる平均的な期間（年数）である．

10 味覚

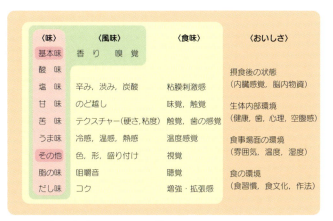

図10 おいしさ（山本，2017.[15]）
おいしさは五感（味覚・触覚・嗅覚・視覚・聴覚）や食事をする環境によって変化する．

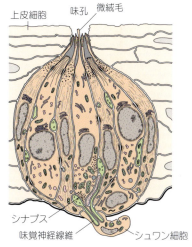

図11 味蕾の模式図
（二ノ宮ほか，2014.[16]）を一部改変）

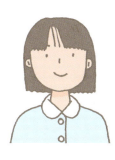

Comment　「味わう」という過程は，味覚だけでなく，嗅覚や視覚，咀嚼時の食感（テクスチャー），温度感覚，情動（好き嫌い），さらに食体験などさまざまな情報を脳で総合的に判断することにより行われます（図10）．食物の味は，食物に含まれる味物質が唾液に溶けた状態で味蕾（図11）の味細胞に受容され，味覚神経を経由して中枢へ伝達されることで認知されます．味蕾は舌表面の舌乳頭（葉状乳頭，有郭乳頭，茸状乳頭）や軟口蓋や咽頭に分布しています．味蕾は加齢とともに退行性変化をし，機能する味蕾が減少するといわれています[17]．

　味細胞は甘味・塩味・酸味・苦味・うま味の五つの基本となる味（基本味）を特異的に受容する味覚受容体をもつ細胞です．一つの味蕾には複数の味細胞が存在します．高齢者では味覚感受性は低下するといわれ，特に塩味を感じにくくなる場合が多く，濃い味つけを好み，塩分過多になる原因といわれています．味覚には食物の安全性を判断する役割もあり，酸味は腐敗物，苦味は毒物のシグナルとなります．

旨味（delicious taste）：おいしい味のこと．
うま味（umami）：グルタミン酸，イノシン酸およびグアニル酸の呈する味のこと．

11 体性感覚

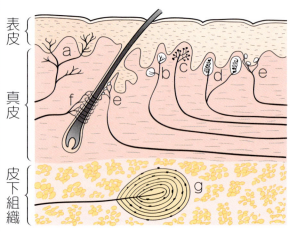

図12　皮膚の感覚受容器（田崎，2014.[18] を一部改変）

口腔粘膜には自由神経終末，Krause 小体，Ruffini 小体，Merkel 触覚盤が存在する．感覚神経では A δ 線維と C 線維が自由神経終末であり歯髄などの痛覚を担っている．
a：自由神経終末．上皮内に分布．
b：Krause 小体．粘膜に存在．
c：Ruffini 小体．歯根膜や口腔粘膜に存在．
d：Meissner 小体．皮膚に存在．
e：Merkel 触覚盤．上皮細胞の Merkel 細胞に神経終末がシナプス結合．有毛部皮膚の毛根部神経終末．
f：柵状神経終末．有毛部皮膚の毛根部神経終末．
g：Pacini 小体．皮膚皮下組織や筋膜などに存在．口腔粘膜には存在しない．

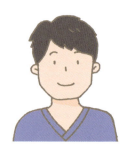

Comment　体性感覚は表面感覚（皮膚感覚）と深部感覚に分けられます．表面感覚とは，皮膚や粘膜に存在する種々の感覚受容器により感じる触覚，圧覚，温覚，冷覚，痛覚のことです（図12）．深部感覚は，身体の深部で感知される感覚です．舌筋に存在する感覚受容器，歯根膜の感覚受容器，咀嚼筋の筋紡錘などによる深部感覚は咀嚼運動，咀嚼機能にとって重要です．歯根膜の感覚受容器による触・圧覚，口腔粘膜の感覚受容器による触・圧覚，温・冷覚などは「味わう」うえで重要な役割を担います．

歯根膜：歯根と歯槽骨の間にある軟組織であり，歯根膜感覚は咀嚼運動の調節に大切であるといわれている．
感覚受容器：特定の刺激を受け取る受容器で，その刺激は神経線維によって中枢神経系に伝えられる．触・圧や振動などの機械刺激を受容する受容器は機械受容器，温度刺激を受容する受容器を温度受容器という．
筋紡錘：筋肉の内部にあり，筋肉の長さを検知する紡錘形の感覚受容器である．動きの知覚にとって重要な要素である．

12 唾液分泌

表2　唾液のおもな役割

味覚作用	食物中の味物質が唾液により溶解され味蕾に運ばれる．また，味蕾を洗浄し味覚の鈍麻を防ぐ[19]
保護作用	化学的・物理的・温度的刺激から粘膜を保護する
保湿作用	乾燥を防ぐ
ペリクル形成作用	歯の表面に唾液タンパク由来の被膜（ペリクル）を形成する[20]
緩衝作用	重炭酸塩やリン酸塩により口腔内のpHを中性に戻す
再石灰化作用	飽和状態のCa^{2+}，PO_4^{2-}が再石灰化を促進する[21]
消化作用	消化酵素（アミラーゼなど）により消化を促進する
排泄作用	一部の物質は唾液より排泄される
抗菌作用	特異的（IgAなど），非特異的（ラクトフェリンなど）な抗菌作用により口腔内微生物叢をコントロールする
食塊形成作用	食物と混和することで食塊形成を助ける
摂食嚥下・発音補助作用	口唇，頬，舌，歯などを円滑に動かし咀嚼，嚥下，構音，呼吸などの口腔機能を助ける
凝集作用	ムチンや多糖，タンパク質と細菌が凝集する[22]
洗浄作用	食物残渣やプラークを物理的に洗い流す
創傷治癒作用	上皮成長因子（EGF：epitherial growth factor）や神経成長因子（NGF：nerve growth factor）が創傷治癒を促進する
内分泌作用	唾液腺ホルモン・パロチンには骨成長作用があるとされる
水分調節作用	脱水状態では唾液分泌速度が減少する
発がん物質の変異原性の抑制作用	ペルオキシダーゼ，カタラーゼ，アスコルビン酸などがアフラトキシンBやベンゾピレンなどの発がん物質の変異原性を抑制する
義歯の維持	義歯床との間に介在することで義歯の維持を助ける[23]

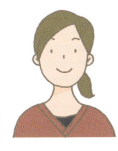

Comment

　唾液は唾液腺で生成され，口腔内に分泌されます．唾液腺は大唾液腺と小唾液腺に分類されます．大唾液腺は耳下腺，顎下腺，舌下腺からなり，耳下腺は頬粘膜の耳下腺乳頭に，顎下腺は舌下部の舌下小丘，舌下腺は舌下小丘・舌下ヒダに開口します．小唾液腺は口腔粘膜の粘膜下組織に広く分布し，部位により舌腺（前舌腺，後舌腺，エブネル腺），口唇腺，頬腺，口蓋腺，臼歯腺とよばれます．

　唾液は数多くの役割を担います（表2）．口のなかに分泌された唾液には，歯肉溝からの滲出液や細菌，剥離した上皮などが混在しています．唾液中にヘルペスウイルスやB型肝炎ウイルスが含まれる場合もあり，唾液は感染源であるという認識をもつ必要があります．

13 摂食嚥下機能

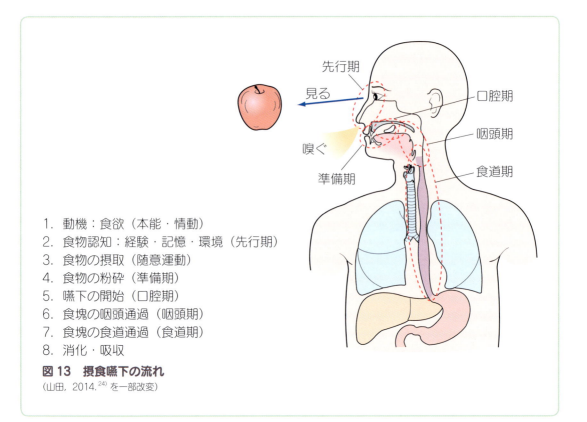

1. 動機：食欲（本能・情動）
2. 食物認知：経験・記憶・環境（先行期）
3. 食物の摂取（随意運動）
4. 食物の粉砕（準備期）
5. 嚥下の開始（口腔期）
6. 食塊の咽頭通過（咽頭期）
7. 食塊の食道通過（食道期）
8. 消化・吸収

図13 摂食嚥下の流れ
(山田, 2014.[24] を一部改変)

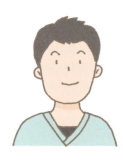

Comment

摂食は食べること，嚥下は飲みこむことであり，摂食嚥下は飲食物が口腔から咽頭，食道を経由して胃に至る一連の過程を指します．摂食嚥下の過程は5期モデル（図13）とプロセスモデルによって説明されます．5期モデルは液体を命令嚥下したときの食塊の動態に基づいた4期モデルに先行期（認知期）を加えたものです．5期モデルは先行期（認知期），準備期（咀嚼期），口腔期，咽頭期，食道期からなります．先行期（認知期）は食物を目でみて認識し口に運ぶ時期，準備期（咀嚼期）は食物を咀嚼する時期，口腔期は食塊を咽頭へと舌で運ぶ時期，咽頭期は嚥下反射が起きて咽頭を食塊が通過する時期です．5期モデルは食塊の解剖学的な位置を基準としており，時間的に重複しないで進んでいきます．

プロセスモデルは食物を咀嚼嚥下する際の動態を表したものです．口のなかに入れた食物を臼歯部に運び，そこで咀嚼して唾液と混ぜ合わせて，嚥下しやすい食塊となったら咀嚼途中でも咽頭に順次送り込みます．咽頭に食塊が集まると食塊形成が行われ，嚥下が行われます．

食塊形成：食物を咀嚼し唾液を混和してから，嚥下可能になった食物を嚥下できるように塊にすること．適度な粘性と凝集性が食塊形成を容易にする．

14 咀嚼機能

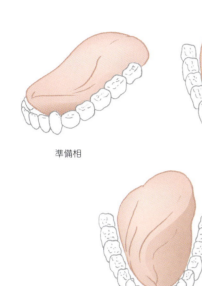

準備相：舌尖が樋状にへこみ，食物を舌背に集める．
ねじれ相：舌尖が咀嚼側にねじれ，舌背が歯の側面に接して食物を咬合面にのせる．
保持相：舌をねじったまま，舌背を歯の内側面に押しつけ，食物が咬合面から落ちるのを防ぐ．
選別相：十分に咀嚼できていない食物を選り分け，再び咬合面にのせる．
食塊形成相：食物は舌の交互運動により，左右臼歯部で咀嚼され唾液と混和され，食塊形成が行われる．

図 14　咀嚼時の舌の動き
（Abd-El-Malek, 1955.[25]）を改変）

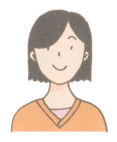

Comment　咀嚼は，舌，口蓋，歯，口唇，頬が協調し，食物を咬断・粉砕・臼磨し唾液と混ぜあわせることによって嚥下が可能な状態にする運動です．

　前歯で噛み切られた食片は舌によって臼歯部に運ばれます．食片は咬合面にのせられ，開口，閉口，咬合の繰り返しにより粉砕，臼磨，唾液との混和が行われます．食物は片側だけで咀嚼されるわけではなく，舌によって反対側にも運ばれます．咀嚼時の舌の運動は 5 つの相に分けられ（図 14），巧妙に多彩な動きを行っています．唾液と混和された食物は舌により咽頭へと送り込まれます．

咬断：噛み切ること．
臼磨：上顎と下顎の歯をすり合わせ，すりつぶすこと．
開口：口を開くこと．
閉口：口を閉じること．
咬合：上顎と下顎の歯が接触すること．噛み合わせのこと．

15 嘔吐

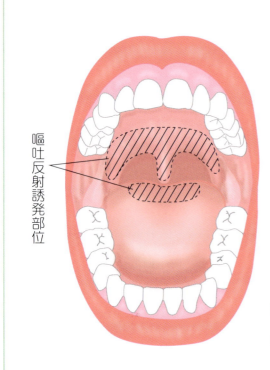
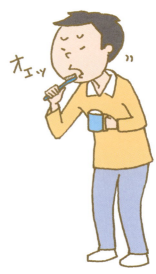

図15 嘔吐反射・絞扼反射を生じやすい部位（左）と歯みがき時の絞扼反射（右）
口腔と咽頭の境界域への刺激は嘔吐反射を誘発する．

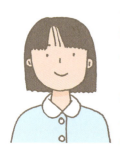

Comment

　嘔吐とは，胃，場合によっては十二指腸の内容物が食道を経由して口から排出される運動のことです．嘔吐の原因として，口腔の後方・咽頭部への刺激，薬剤，心理的要因（不安や恐怖など），さまざまな疾患などがあげられます．また，乗り物酔いのために嘔吐することもあります．

　歯科治療時や有床義歯の装着時の嘔吐反射，摂食障害がある患者による意図的な嘔吐による酸蝕症が歯科領域では問題となっています．舌根部や軟口蓋などへの刺激によって起こる嘔吐反射は，異物の侵入を阻止し除去する防御反応であると考えられています（図15）．

　歯ブラシを口腔内に挿入するときや歯科治療を行うときに強い吐き気を催すことがあり，この吐き気によってブラッシングや歯科治療が困難になります．絞扼反射，異常絞扼反射といわれており，不安や恐怖といった心理面の要因で起こるとされています．絞扼反射は吐き気を催しますが，嘔吐はしない点で嘔吐反射と異なります．

酸蝕症：エナメル質などの歯の硬組織が酸性の飲料や胃酸などによって脱灰されること．
絞扼反射：舌根部や咽頭部などを刺激することにより咽頭収縮による咽頭の閉鎖（絞扼）などが起こる反射．嘔吐反射は嘔吐するが，絞扼反射では嘔吐はしない．

16 呼吸機能

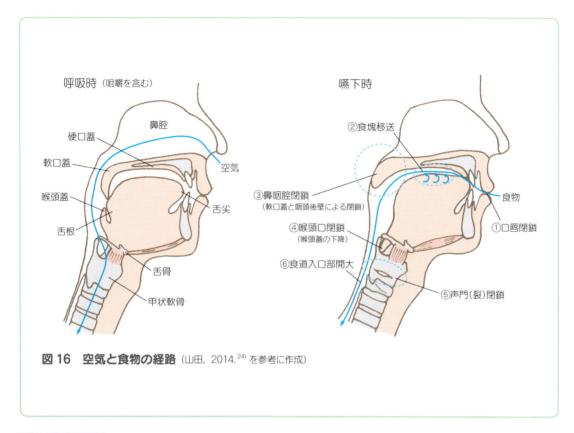

図16 空気と食物の経路（山田，2014.[24]）を参考に作成）

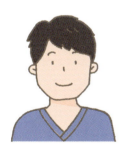

Comment

口腔は消化器官ですが，補助的に呼吸器官としての役割も担っています．

呼吸とは外界の酸素を細胞に取り込み，細胞で生じた二酸化炭素を外界に排出することです．外界から鼻腔や口腔を通過した酸素を肺に取り入れ，肺にて酸素は血液に溶け込み，血液によって細胞に運ばれます．細胞内の二酸化炭素は血液に溶け込み肺に運ばれ，肺で空気に移行して，外界に運び出されます．

食物は口腔で咀嚼され，嚥下によって咽頭を通過し，食道，胃へと移送され，呼吸時に空気は鼻腔，咽頭，喉頭，気管，気管支，肺へと送り込まれます（**図16**）．飲食物と空気のとおり道は咽頭で交差しているため，誤って飲食物が喉頭に侵入することがあり，「喉頭侵入」といいます．飲食物が気管に侵入し声門を越えると「誤嚥」といいます．

声帯：空気の通り道である喉頭にあるひだ．声帯が振動することによって音（喉頭原音）が生じる．嚥下のときには異物が入らないように声帯によって声門は閉鎖される．
声門：左右の声帯の間にある息の通る隙間．
気道：上気道は鼻腔・咽頭・喉頭からなり，下気道は気管より末梢の気道をいう．

17 発音（構音）機能

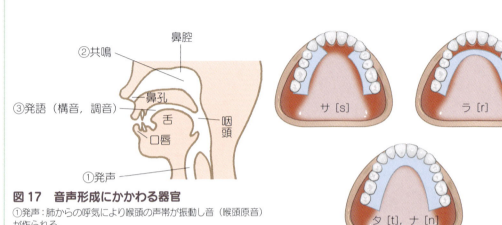

図17　音声形成にかかわる器官
①発声：肺からの呼気により喉頭の声帯が振動し音（喉頭原音）が作られる．
②共鳴：共鳴腔（喉頭腔，咽頭腔，口腔，鼻腔）を変化させて音を響かせる．
③構音（調音）：舌や口唇などの運動器官を運動させて声道の形を変化させ言語音に変化させる．
喉頭原音を共鳴腔（喉頭腔，咽頭腔，口腔，鼻腔）で共鳴させて産生する母音と運動器官を運動させ声道を狭めて産生する子音とに大別される．なお，口腔と鼻腔が遮断されないと鼻音となる．鼻音以外の構音時には鼻咽腔閉鎖が行われる．

図18　パラトグラム
発音時に舌が口蓋と接触する部位を口蓋床に記録する方法．図では，舌の接触部位は第二大臼歯から前方の部位のみ示すことにする．水色の範囲が舌の接触部位である．

Comment

　発音とは言語音（言語に用いられる音）を出すことであり，構音とは喉頭原音から構音器官によって言語音（母音，子音）を作り出す動作です．構音器官は声門より上部の管腔器官（喉頭腔，咽頭腔，口腔，鼻腔）と運動器官（軟口蓋，舌，口唇，口蓋など）からなります（図17）．
　この構音に異常をきたした状態が「構音障害」であり，器質性，運動障害性，機能性に分類されます．器質性構音障害は構音器官の形態的異常によるもので，歯の喪失や口唇・舌・口蓋の器質的異常（口腔がんの手術や外傷などによる欠損など）などが原因となります．また，義歯の装着も口腔の形態を変化させるため構音に影響します．運動障害性障害は神経筋系の疾患によって起こり，脳血管疾患，脳腫瘍，筋萎縮性側索硬化症などにみられます．機能性構音障害は，構音器官の形態的異常や神経筋系の疾患が認められないにもかかわらず構音障害があるものです．診査・診断の方法としては，パラトグラム（図18），オーラルディアドコキネシスなどがあります．

器質的異常：組織や器官などが損傷を受けて生じた異常を器質的異常といい，組織や器官が損傷を受けていないにもかかわらず機能が損なわれる異常を機能的異常という．たとえば，転倒して前歯を破折したときには，正常な形態的構造が失われているので器質的異常があるとされる．
オーラルディアドコキネシス：舌や口唇などの運動の速度や巧緻性を評価するために，パ，タ，カの単音節などを一定時間発音してもらい回数やリズムを評価する方法である．

18 顔貌

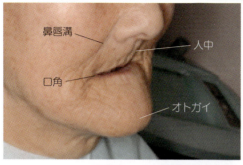

図19　老人様顔貌
上下顎無歯顎のため口唇の膨らみがなくなり，落ち込んだ状態になっている．加齢による皮膚の変化なども加わり，老人様の顔貌になっている．
（下山和弘先生のご厚意による）

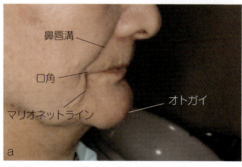 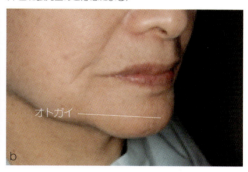

図20　全部床義歯装着による顔貌の変化
a：上下顎無歯顎の顔貌．
b：上下顎に全部床義歯を装着したときの顔貌．
義歯を装着することにより口唇の膨らみや上下顎の距離の回復によって顔貌を改善することができる．
（下山和弘先生のご厚意による）

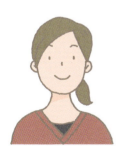

Comment　高齢者には特徴的な顔貌がみられるようになります．顔面の皮膚には紫外線の影響により，①光老化により膠原線維の変性・減少，変性した弾性線維の増加により組織の張りが失われ，深いしわが生じる，②色素斑が生じる，③角質の細胞間脂質や天然保湿成分が減少し保湿性が失われる，などが生じます．また，表情筋や皮下脂肪の萎縮により，口角や頬部の皮膚が垂れ下がって鼻唇溝が明瞭になり，いわゆるマリオネットラインが現れます．歯の咬耗や喪失により咬合高径の低下や咬合支持の喪失を生じ口裂は"への字"となり，鼻唇溝はより深く，オトガイ部が突出するようにみえます（図19，20）．

光老化：紫外線により皮膚に生じるしみ，しわなどの老化．
色素斑：メラニン色素の沈着によって皮膚の色が変化して生じるしみ．
鼻唇溝：鼻翼から口角に向けての溝．人相学では法令線といわれている．
マリオネットライン：口角周辺から下方に向かう溝で，腹話術師が使う人形（マリオネット）の口に似ているためにマリオネットラインとよばれる．
咬耗：上顎と下顎の歯が接触することによって生じる歯質(エナメル質や象牙質)の摩耗．歯のすり減り．
咬合高径：上顎と下顎の垂直的距離をいう．上顎の皮膚と下顎の皮膚に標点をつけ，上下顎の歯を咬合させて，標点間の距離を測り，その距離を咬合高径とする．咬合時に上下顎の臼歯が接触しているときには，歯によって上下顎の位置関係が保たれる．これを「咬合支持がある」という．

19 口のなかの汚れ

表3 口腔内および義歯の汚れ

部位	おもな汚れ	色調	患者による除去の困難さ	除去方法
歯	着色	茶褐色～黒褐色	困難	ホワイトニング用歯磨剤 歯科医師・歯科衛生士による除去[*1]
	食物残渣	種類による	容易	うがい，歯ブラシなど
	プラーク	白～黄白色	困難[*2]	歯ブラシ，歯間清掃用具など
	歯肉縁上歯石	黄白色	困難	歯科医師・歯科衛生士による除去[*1]
	歯肉縁下歯石	暗褐色・緑黒色	困難	歯科医師・歯科衛生士による除去[*1]
粘膜	舌苔	白色～黄褐色	容易	舌ブラシ，スポンジブラシなど
	食物残渣	種類による	容易	うがい，粘膜ブラシ，スポンジブラシなど
	剝離上皮膜	黄白色～黄色	困難	粘膜ブラシ，スポンジブラシなど
	痂皮	黒褐色	困難	粘膜ブラシ，スポンジブラシなど
義歯	着色	茶褐色～黒褐色	困難	歯科医師・歯科衛生士による除去[*3]
	食物残渣	種類による	容易	水洗，義歯用ブラシ
	デンチャープラーク	白～黄白色	困難[*4]	義歯用ブラシ，義歯洗浄剤
	歯石様沈着物	黄白色	困難	歯科医師・歯科衛生士による除去[*5]

口腔内の汚れの色は飲食物に含まれる色素などの影響を受けることがある．
乾燥している場合には水や保湿剤などを用いて口腔内を湿潤させてから清掃を行う．
歯科医師・歯科衛生士による指導により適切な口腔清掃が可能となる．
[*1] スケーリング・歯面研磨を行う．
[*2] 直視ができず，歯は複雑な形態をしているため，除去は困難である．
[*3] 機械的に除去する．または着色除去用の歯科医院用義歯洗浄剤を用いる．
[*4] 義歯床用レジンは多孔性であり，義歯は複雑な形態をしているため，除去は困難である．
[*5] 機械的に除去する．または歯石除去用の歯科医院用義歯洗浄剤を用いる．

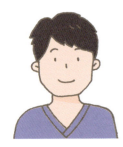

Comment

口腔内にはさまざまな汚れが存在し（表3），さまざまな問題を起こします．

歯科疾患の二大疾患は，う蝕と歯周病です．う蝕も歯周病もさまざまな要因が関係していますが，う蝕も歯周病も感染症であることは広く知られています．う蝕病原性微生物はストレプトコッカス・ミュータンス（*Streptococcus mutans*）やラクトバシラス属（*Lactobacillus*）といわれています．歯周病原性細菌としてはポルフィロモナス・ジンジバリス（*Porphyromonas gingivalis*），トレポネーマ・デンティコラ（*Treponema denticola*），タンネレラ・フォーサイシア（*Tannerella forsythia*）などが知られています．

「歯を磨くこと」はう蝕や歯周病の原因となる微生物数を減少させることになります．漫然と歯を磨くのではなく，口腔の健康を保つために微生物を減少させるという意識をもつことが大切です．

20 歯，義歯の着色

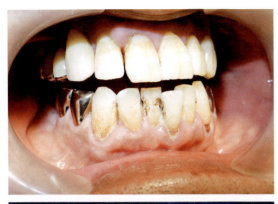

図21 歯の着色，プラーク，歯面の亀裂
着色の原因は喫煙が考えられる．上顎中切歯の歯軸の方向に歯面の亀裂が，下顎前歯の歯頸部にはプラークの付着がみられる．

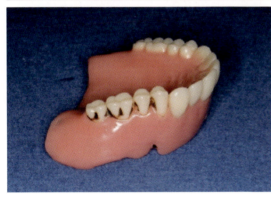

図22 上顎義歯の人工歯の着色

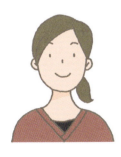

Comment

　歯や義歯の表面の着色の原因は，飲食物（紅茶，コーヒー，赤ワインなど）に含まれる色素やタバコのタール産物などです（図21，22）．これらは歯科医師・歯科衛生士が器具を使って除去します．義歯の着色は，着色除去を主目的とした歯科医院専用の義歯洗浄剤によって取り除くことも可能です．

　歯質自体が変色する場合があります．たとえば，歯髄壊死に伴う変色，エナメル質形成不全や象牙質形成不全に伴う変色などです．歯の変色に対しては，漂白処置（ホワイトニング）や歯冠修復（ラミネートベニア修復など）などが行われます．

　義歯の材質の色の変化は通常は問題となりませんが，義歯清掃時に漂白剤を長期間使用すると脱色されることがあります．

微生物，細菌：微生物とは，肉眼で観察できず，顕微鏡などで観察される微小な生物の総称で，原虫，真菌（カビ），細菌，ウイルスが含まれるが，ウイルスを含めないこともある．細菌とは，硬い細胞壁をもつ単細胞の微生物で，ウイルスよりも大きく光学顕微鏡で観察できる．日本歯周病学会では歯周病原細菌，日本保存学会では齲蝕原性微生物という用語を使用している．本書では，「微生物」を基本的に使用する．

21 食物残渣（食渣）

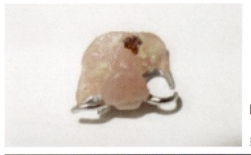

図23 部分床義歯の内面に入り込んだ食物残渣
適合の悪い義歯では内面に食物残渣が入り込みやすくなる．

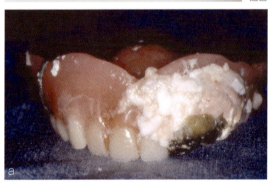
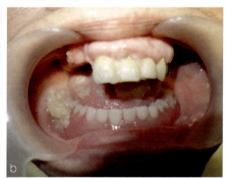

図24 食物残渣の残留
a：食物残渣が付着した上顎義歯．患者には左側の麻痺があり，多量の食物残渣がみられる（三浦雅明先生のご厚意による）．
b：咀嚼・嚥下後に口腔内に残留している米飯．上顎部分床義歯を装着しておらず，下顎全部床義歯と上顎前歯で米飯を咀嚼・嚥下したが，口腔内に米飯が残っている．また米飯の咀嚼が十分でないことがみて取れる．

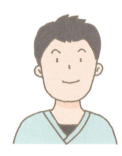

Comment

　食後に口腔内に残った食物（食物残渣）は，微生物の増殖の温床となります．う蝕や歯周病による歯肉退縮・歯根露出が生じると食物残渣が残留しやすくなり，口腔環境が悪化します．義歯の適合が悪くなると内面にも食物残渣が入り込むことがあります（図23）．

　摂食嚥下機能や口腔の感覚機能に障害があると，舌背，口蓋，口腔前庭などに食物残渣がみられることがあります（図24）．このような場合には食物残渣に本人が気づいていないことがありますので，食後には食物残渣の有無を確認するとよいでしょう．

　唾液には食物残渣を洗い流す働きがありますが，十分ではありません．うがいによって食物残渣はおおむね除去できますが，うがいができない場合には粘膜清掃用の用具で除去する必要があります．

22 プラーク（歯垢）

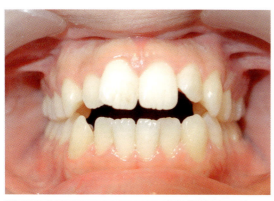
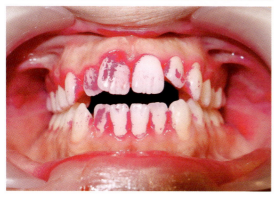

図 25 プラーク染め出し前後の比較
プラークが付着していないようにみえるが，プラーク染色液を使用すると歯頸部や歯間部にプラークが付着していることがわかる．

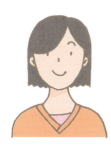

Comment　プラーク（歯垢）とは，歯面や歯周ポケットに存在する微生物のかたまり（凝集塊）のことで，プラーク1g（湿重量）には $1〜2.5×10^{11}$ 個の微生物が存在するといわれています．プラークを染色液で染め出すと付着状況が明瞭になります（図25）．う蝕や歯周病の原因となる微生物がプラークの中には存在しています．口腔環境を良好に保つために，歯ブラシや歯間清掃用具などを用いてプラークを除去することが必要です．

　微生物の凝集塊は菌自体が産生した菌体外多糖に覆われて微生物が共生，共存しているバイオフィルムとして捉えられています．抗菌薬や消毒薬がバイオフィルム内に到達しにくいという特徴があります．成熟したバイオフィルムを除去するためには歯科医師・歯科衛生士による除去が必要です．

23 歯 石

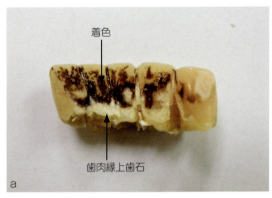

着色

歯肉縁上歯石

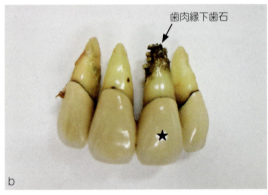

歯肉縁下歯石

図 26　歯肉縁上歯石と歯肉縁下歯石
歯肉縁上歯石：歯肉辺縁よりも歯冠側にある歯石．
歯肉縁下歯石：歯肉辺縁よりも歯根側にある歯石．
a：プロビジョナルレストレーションの歯頸部に歯肉縁上歯石が付着している．喫煙によるものと考えられる着色もみられる．
b：左側中切歯（★）には歯肉縁下歯石がみられるが，その他の前歯には歯肉縁下歯石はみられない．

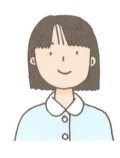

Comment　「歯石」とは，プラークが石灰化したものであり，歯周病の間接的な原因となります．プラークがつくられてから 2～3 日で石灰化が始まり，2 週間程度である程度成熟した歯石となります．歯石そのものには害はありませんが，歯石の粗い表面がプラークを蓄積する温床となることが問題となります．

　歯石は歯肉縁上歯石と歯肉縁下歯石に分類されます（図 26）．歯肉縁上歯石は黄白色で唾液由来の無機質からなり，歯肉縁下歯石と比べると付着力は弱く硬度は低くなっています．耳下腺管の開口部付近の上顎大臼歯頰側面，顎下腺管・大舌下腺管開口部付近の下顎前歯舌側面に付着します．一方，歯肉縁下歯石は暗褐色・緑黒色で，歯肉溝滲出液由来の無機質からなり，歯肉溝や歯周ポケット内に強固に付着し，歯肉縁上歯石より硬いのですが，化学的組成は歯肉縁上歯石とあまり変わらないとされています．ブラッシングでは除去ができないため，歯科医師・歯科衛生士が手用スケーラー，超音波スケーラーなどの器具を用いて除去します．歯石となる前の段階，すなわちプラークを除去することが重要です．

24 義歯に付着するプラークと歯石様沈着物

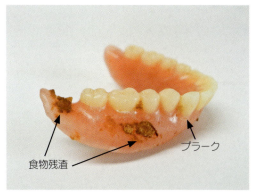

図27 プラークと食物残渣が付着した下顎義歯

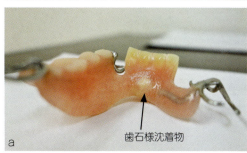

図28 義歯に付着した歯石様沈着物
a：下顎前歯舌側面に付着した歯石様沈着物.
b：上顎臼歯部頬側面に付着した歯石様沈着物.

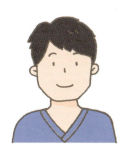

Comment

　義歯に付着するプラークはデンチャープラークといわれています（図27）．義歯床用レジンは多孔性で吸水性に富んでいます．そのため，デンチャープラークが付着しやすいので，義歯清掃を適切に行うことが必要です．流水下で義歯用ブラシを用いてデンチャープラークを除去する方法（機械的清掃），義歯洗浄剤に浸漬する方法（化学的洗浄）の両者を併用してデンチャープラークを除去します．

　義歯に付着する歯石様の沈着物は，歯肉縁上歯石と同様の部位，すなわち，下顎前歯相当部の舌側面，上顎大臼歯相当部の頬側面に付着しやすいものです（図28）．歯石様沈着物は歯ブラシを用いても除去できません．歯科医師・歯科衛生士が器具を用いて，または歯石除去を主目的とした歯科医院専用義歯洗浄剤を用いて除去を行います．

25 舌苔

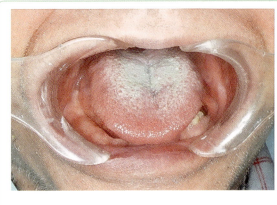

図29 舌苔
舌苔の色は白色,黄色が一般的であるが,抗菌薬の連続使用による菌交代現象が原因で褐色,緑色,黒色になることがある.
(下山和弘先生のご厚意による)

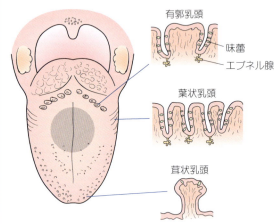

図30 舌にある乳頭(二ノ宮ほか,2014.[16])を一部改変)

●:舌苔がつきやすい部位.
舌苔は有郭乳頭の前方部に付着しやすい.有郭乳頭,葉状乳頭,茸状乳頭には味蕾が存在する.味蕾は味覚を感じる受容器である.

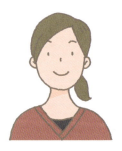

Comment　舌苔とは,舌背にある舌乳頭(糸状乳頭)に食物残渣,剝離上皮,微生物,白血球などが付着したものであり,微生物の温床となります(図29).舌苔が付着しやすい部位は有郭乳頭の前方部です(図30).

　口腔乾燥による口腔内の自浄性の低下,口腔清掃の不良,口腔機能の低下などによって舌苔が付着しやすくなります.健常者にもみられ,口臭の原因として知られています.また舌苔が味蕾を覆うと味覚に悪影響を及ぼします.舌苔が原因となっている口臭の予防,プラーク形成の抑制には舌ブラシによる舌苔の除去が有効です.

菌交代現象:抗菌薬の長期使用などで,常在している正常な微生物が減少し,その他の微生物が増加する現象.これによって起きる感染症を菌交代症という.
糸状乳頭:舌背全面にわたって存在する乳頭で,上皮は角化しているために白くみえる.
茸状乳頭:舌背全面にわたって存在する乳頭であるが,上皮が角化していないために赤くみえる.糸状乳頭よりも数は少なく,白くみえる糸状乳頭の中に赤くみえる茸状乳頭が点在する.

26 剝離上皮膜と痂皮

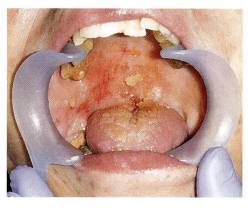

図31 剝離上皮膜と舌苔（岩佐康行先生，助川顕士先生のご厚意による）

表4 剝離上皮膜の形成要因（小笠原ほか，2014.[27]）

部位	第1位	第2位	第3位
舌背部	摂食状況	舌背湿潤度	Gingival Index
歯面	摂食状況	現在歯数	開口
頬部	摂食状況	開口	意識レベル

剝離上皮膜がみられる要因として，舌背部では非経口摂取，舌背乾燥，Gingival Index（歯肉炎指数）1以上が，歯面では非経口摂取，現在歯数10歯以上，常時開口が，頬部では非経口摂取，常時開口，意識なしがあげられている．いずれの部位も経口摂取を行っていないことが要因の第1位である．剝離上皮膜の形成には口腔乾燥が影響しており，保湿の維持が剝離上皮膜形成の予防につながる．

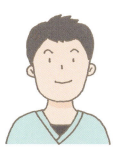

Comment

剝離上皮膜は粘膜上皮の代謝により産生される老廃物で，皮膚でいうところの垢にあたります[26]（図31）．通常，口腔内の剝離上皮は食事や構音時の舌の動き，ブラッシング，うがい，水分の摂取により洗い流されるため，日常生活のなかで機能している口のなかに堆積することはありません[26]．しかし，口腔機能の低下した要介護者や意識障害のある患者にみられることがあります[26]．口の清掃不良，摂食嚥下機能の低下，口の乾燥状態などの条件が重なると剝離上皮膜が形成されます（表4）．

痂皮とは，びらんまたは潰瘍の上に，乾いて固まった滲出液，膿，血液，壊死組織，角質からなる組織がみられるものであり[28]，一般的にはかさぶたとよばれます．表皮が再形成されるまでの間，創傷保護の役割を果たします[29]．

剝離上皮膜や痂皮は十分に湿潤させたスポンジブラシなどでやさしく除去します．剝離上皮膜を無理に剝がして出血させた場合，痂皮が形成されることがあるので，出血させないように注意します．痂皮を除去したときには，創面（傷口）を保湿し安静を保つことが難しいため，口のなかの痂皮は無理には除去しないようにします[30]．

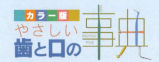

2章

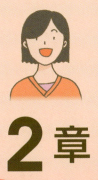

口腔清掃に使用する用品

1 プラークコントロール

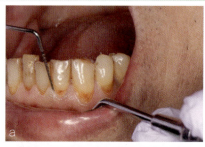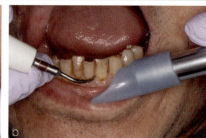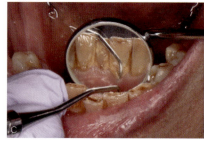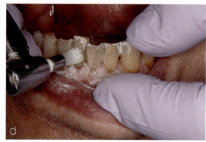

図1　プロフェッショナルケア
a：歯周プローブによる歯周ポケットの測定.
b：超音波スケーラーによる歯石除去.
c：手用スケーラーによる下顎前歯舌側面に付着した歯肉縁上歯石の除去.
d：ブラシコーンと歯面研磨剤による研磨.
基本的な歯周検査として，歯周プローブによる歯肉溝や歯周ポケットの深さの測定，歯肉の炎症の評価，口腔衛生状態の評価などを行う．その後，プラークコントロール，スケーリング・ルートプレーニングなどを行っていく．

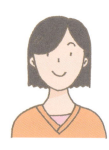

Comment

　プラークコントロールとは，口腔の清潔を保持するため，プラークの除去と付着防止を行うことでプラークの質と量を許容できる範囲内にすることです．これは，ブラッシングやスケーリングなどによる機械的プラークコントロールと，薬剤による化学的プラークコントロールに分けられます（図1）．

　個人が歯ブラシや歯間ブラシ等で行うセルフケアと，歯科医師・歯科衛生士が行うプロフェッショナルケアの両方により口腔の健康管理を行うことが理想です．セルフケアの困難な要介護者には，介護者による日常的ケアが必要です．効果的なプラーク除去を行うためには，個々人に合った清掃用具の選択や使用法を歯科医師・歯科衛生士から指導を受け習慣化することが重要です．

スケーリング：プラークや歯石などをスケーラーで歯面から除去すること．
ルートプレーニング：病的なセメント質や象牙質をスケーラーで取り除き滑沢な歯根面にすること．
スケーラー：プラーク，歯石，その他の沈着物を除去する器具で，手用スケーラー，超音波スケーラーなどがある．歯根面の滑沢化にも用いられる．

2 手用歯ブラシ

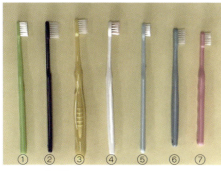

図2　手用歯ブラシ
①～④成人用，⑤仕上げ磨き用，⑥⑦学童用・乳児用．③は高齢者が握りやすく疲れにくいように柄が太くなっている．手指の巧緻性が低下した者にも適する．

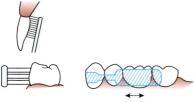

- 毛先を歯面に直角に当て，弱く加圧し，近遠心方向に小刻みに動かす．
- 舌側は45度くらいの角度で歯頸部に向ける．
- 前歯部の舌側は歯列に合わせて斜め，あるいは縦に入れて磨く．

図3　スクラッピング法（齋藤, 2013.[1])

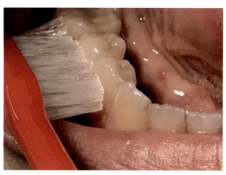

図4　手用歯ブラシによる清掃
スクラッピング法は，唇頰側歯面に対し毛先を90度に当て近遠心方向に小刻みに加圧振動させる．1歯ずつ清掃する．

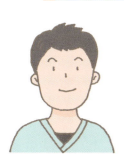

Comment　手用歯ブラシによるプラーク除去が口腔清掃の基本です．多種の歯ブラシが市販されており（図2），個々の状態に適した歯ブラシ，ブラッシング法を選択することが大切です．ブラッシング法はスクラッピング法，バス法など種々の方法が紹介されています（図3，図4）．使用後は流水で頭部を洗浄し，頭部を上にして風通しのよい場所で完全に乾燥させます．毛先が広がった歯ブラシではプラークの除去が難しくなります．毛先が広がってきたら新しい歯ブラシに交換します．交換の目安は1か月程度です．

3 電動歯ブラシ・ワンタフトブラシ

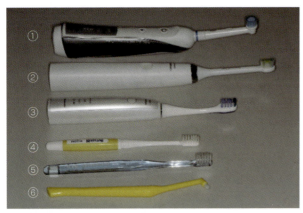

図5 電動歯ブラシ,手用歯ブラシ,ワンタフトブラシ
①高速運動歯ブラシ,②③音波歯ブラシ,④⑤手用歯ブラシ,⑥ワンタフトブラシである.電動歯ブラシは手用歯ブラシと比較すると重く,把柄部が太い.高速運動歯ブラシは振動があるが,音波歯ブラシは高速運動歯ブラシよりも振動があるといわれている.取扱説明書に従って使用する.

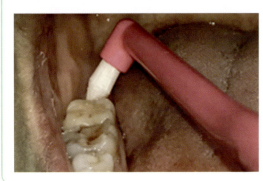

図6 ワンタフトブラシによる下顎右側第二大臼歯遠心面の清掃
根分岐部,最後臼歯の遠心面,萌出中の歯,叢生部位,矯正装置,インプラント上部構造,ブリッジのポンティック基底面,嘔吐反射が強い人の臼歯などの清掃に適する.各種の商品が市販されているので,使用目的に合ったブラシを選ぶ.

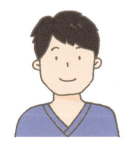

Comment 把柄部にギアモーターを内蔵し頭部が往復運動または反復回転運動する高速運動歯ブラシ,リニアモーターにより音波振動する音波歯ブラシ,超音波発振子を使用した超音波歯ブラシがあります(図5).

高速電動歯ブラシは細かい操作が困難な高齢者やその介護者,手指機能に障害のある人に適しているとされます.歯面に正確に当てゆっくり移動させることで効率よく清掃できますが,歯質の摩耗や歯肉退縮などが起こりやすいので,適切な使用法を習得する必要があります.音波歯ブラシの使用法は高速運動歯ブラシと同様です.振動が大きいため,自分で操作できない場合には勧めません.超音波歯ブラシでは超音波による振動は補助的なものであり,手用歯ブラシと同様の使用法が勧められます.

ワンタフトブラシ(シングルタフトブラシ,エンドタフトブラシ)は一般的な手用歯ブラシよりも頭部(植毛部)が小さく,通常の歯ブラシでは清掃が困難な所を効果的に清掃できます(図6).

4 歯間ブラシ

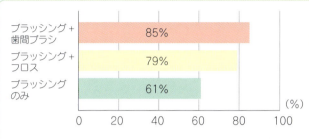

図7 歯間部のプラーク除去効果 (髙世ほか, 2005.[2])

歯ブラシによる清掃（スクラッピング法），歯ブラシとデンタルフロスによる清掃，歯ブラシと歯間ブラシによる清掃を比較すると歯ブラシと歯間ブラシによる清掃のプラーク除去率が高いため，歯間ブラシの使用も勧められる．

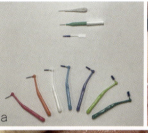

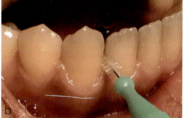

図8 歯間ブラシ
a：I字型とL字型．ブラシ部分は円柱形や円錐形をした小さなブラシである．製品ごとに数種のサイズがある．写真のL字型の商品は4S・3S・SS・S・M・L・LLの7種のサイズがある．
b：前歯の歯間部に挿入された歯間ブラシ（I字型）．
c：臼歯の歯間部に挿入された歯間ブラシ（L字型）．

図9 歯間ブラシの挿入角度と動かし方 (齋藤, 2013.[1])
a：やや歯頸部よりの方向から歯間空隙に挿入する．
b, c：歯間空隙に適切なサイズであれば，そのまま水平に3～4往復させ，再びやや歯頸部の方向へ抜く．

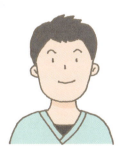

Comment　隣接面う蝕や歯周病の原因となるため，歯間部のプラーク除去も大切です．効果的に除去するには，歯ブラシに加え歯間清掃用具も使用します（図7）．歯間部のプラーク除去率は左右側，頰舌側など部位により異なります．プラーク除去が困難な部位も適切に除去できるよう，歯科医師や歯科衛生士から適切な清掃用具・方法に関する指導を受け，習慣化していくことが重要です．

　歯間ブラシは，歯間部隣接歯面の清掃をおもな目的とします（図8）．露出した根分岐部やブリッジ人工歯の基底面の清掃にも使用します．

　無理なく挿入でき，対向歯面の両方に届くサイズを選択します．ブラシ部が細すぎるとプラーク除去が難しく，太すぎると歯間乳頭を損傷します．空隙に合ったサイズを使えば効率的な清掃と歯間乳頭の損傷防止が期待できます（図9）．使用後は流水で洗浄し乾燥させます．ブラシ部が消耗，変形すると本来の清掃効果を期待できなくなるので，その前に交換します．

5 デンタルフロス・口腔洗浄器具

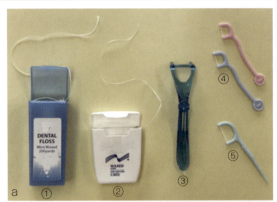

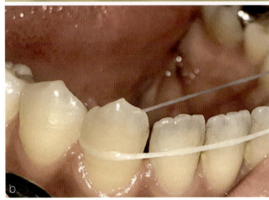

図 10　デンタルフロス
a：各種のデンタルフロス
①②は糸巻き型，③〜⑤はホルダー型（ホルダーつきフロス）．ホルダーつきフロスは使用しやすく，初めて使用する場合や手指の巧緻性が低下している場合によい．そのほか，スーパーフロスやエクスパンドフロスなど，特徴のあるフロスが販売されている．
b：歯間部に挿入されたデンタルフロス
指やホルダーにかけて糸を緊張させた状態で隣接面接触点下に挿入する．接触点を通過させてから隣接歯面に沿わせて歯肉縁まで挿入し，そこから糸を押し引きしながら上下させる．隣り合った歯の遠心隣接歯面と近心隣接歯面を別々に清掃する．

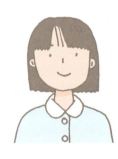

Comment

①デンタルフロス

　隣接面に付着しているプラークや食物残渣を除去するために使用するナイロン製の糸です（図10）．ワックスの有無によりワックスタイプ，アンワックスタイプに分類されます．ワックスタイプは緊密な接触点でも通過しやすく，切れにくくなっています．フロスのもち方には糸巻き法，ループ法があります．

②口腔洗浄器具（ウォーターピック）

　ノズルから噴射されるジェット水流の水圧により，歯間部の食物残渣や歯面に付着していないプラークを取り除く器械で，歯肉マッサージ効果も期待できます．

③歯間ブラシとデンタルフロスの使い分け

　青少年では歯間部に歯間ブラシを挿入できる空隙がない場合が多いので，デンタルフロスを用いますが，年齢が上がり歯間ブラシが挿入できるようになれば歯間ブラシを用いて歯間部の清掃を行うのが一般的です．う蝕予防にはデンタルフロスが適し，歯周病の予防には歯間ブラシが適しているといわれています．歯間ブラシは歯の接触点の清掃はできません．う蝕の好発部位である歯の接触点の清掃にはデンタルフロスを使用します．歯周病予防には歯の接触点よりも歯肉に近い歯面を清掃する必要があります．この部位は歯間ブラシにより効率よく清掃できます．

6 粘膜清掃

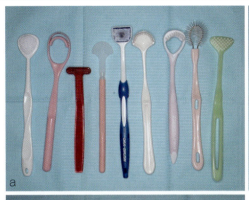
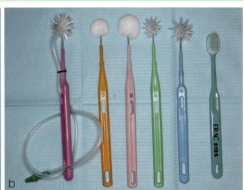
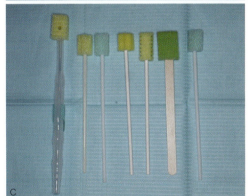

図11　粘膜を清掃するための用具
a：舌ブラシ
b：粘膜ブラシ
c：スポンジブラシ

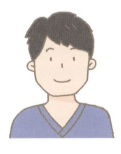

Comment　健常者では、粘膜の清掃は通常行わなくてもよいのですが、要介護者では口腔機能の低下などによる食物残渣の残留、舌苔（p.42参照）や剥離上皮膜の付着などが生じたときには粘膜を積極的に清掃する必要があります。使われる用具には、舌ブラシ、粘膜ブラシ、スポンジブラシなどがあります（図11）。粘膜損傷と誤嚥が生じないように清掃することが肝要です。いずれの用具においても、口腔保湿剤や水で口腔内を湿潤させてから清掃を行います。清掃用具を湿潤させますが、清掃中にむせないように口の中に水分を過剰に入れないようにします（p.36、「口腔内の汚れ」参照）。

7 舌ブラシ・粘膜ブラシ

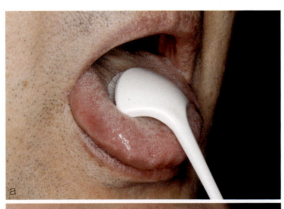
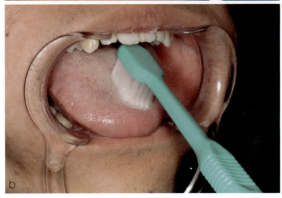

図12　舌清掃
a：舌ブラシによる清掃
b：粘膜ブラシによる清掃

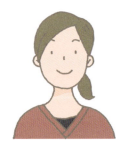

Comment

①舌ブラシ

　舌苔や食物残渣を舌表面から除去するためのブラシです．舌粘膜を傷つけないよう，ブラシは軽く舌に当てて使用します（図12）．汚れや水分・唾液の誤嚥予防のために，ブラシに含ませる水は湿らせる程度とし，咽頭方向に汚れを押し込まないようブラシを後方から前方に向かって移動させます．使用後は水洗・乾燥させます（p.106参照）．

②粘膜ブラシ

　舌，口蓋，顎堤，頰粘膜などの清掃のための軟らかい植毛のブラシです．粘膜を傷つけないようブラシを湿らせ，やさしく汚れを除去します．使用後は水洗・乾燥させます（p.106参照）．

8 スポンジブラシ・口腔ケア用綿棒・ガーゼ等

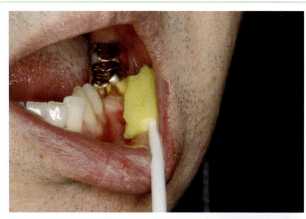

図13　スポンジブラシによる清掃

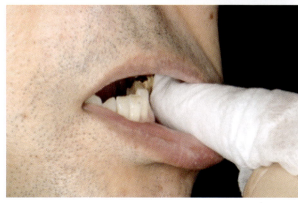

図14　口腔ケア用ウェットティッシュ・ウェットガーゼによる清拭

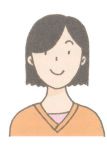

Comment

①スポンジブラシ

　口腔粘膜の清掃に用いる先端にスポンジのついた棒状の使い捨てのブラシです．口腔保湿剤の塗布にも用いられます．スポンジブラシを湿らせてから使用します．粘膜についた汚れをやさしくかきだすように取り除きます（図13）．汚れが付着していないスポンジ面を用いて清掃します．

②口腔ケア用綿棒

　口腔内の清拭や口腔保湿剤などの塗布に用いる使い捨ての綿棒です．

③ウェットガーゼ・ティッシュ

　口腔粘膜や歯の清拭を行うためのガーゼ・ティッシュです（図14）．配合成分は水（基剤），湿潤剤（グリセリンなど），甘味料（キシリトールなど）などで，商品によって異なります．指に巻きつけて汚れを拭き取ります．

9 歯磨剤

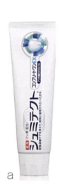
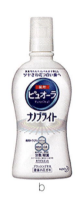
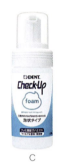

a b c

図15 歯磨剤
a：ペースト状の歯磨剤（シュミテクトコンプリートワンEX/グラクソスミスクライン），b：液体歯磨き（薬用ピュオーラ ナノブライト 液体ハミガキ/花王），c：泡状歯磨き（チェックアップフォーム/ライオン歯科材）．剤形や成分などから種々の特徴をもっているので，歯科医師・歯科衛生士に歯磨剤の選択や使用方法についての指導を受けるとよい．

表1 フッ化物配合歯磨剤の効果的な使用法[3]

①年齢に応じた量（15歳以上2cm程度）の歯磨剤をつける
②磨く前に歯磨剤を歯面全体に広げる
③2～3分歯磨剤による泡立ちを保つように歯磨きをする
④歯磨剤を吐き出す
⑤10～15mLの水を口に含む
⑥5秒程度ブクブクうがいをする
⑦洗口は1回のみとし，吐き出したあとはうがいをしない
⑧その後，1～2時間程度は飲食をしないことが望ましい

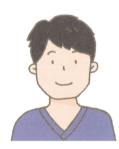

Comment

　歯磨剤は，ブラッシング時に清掃効果を高めるために使用される清掃補助剤です（図15）．医薬品医療機器等法では，化粧品，医薬部外品，医薬品に分類されます．化粧品の歯磨剤は研磨剤，保湿剤，発泡剤などの基本成分からなり，医薬部外品の歯磨剤にはう蝕や歯周病予防，象牙質知覚過敏の抑制，口臭予防などを目的とした薬用成分が含まれています．なかでも，う蝕予防のためにフッ化物が配合された歯磨剤が普及しています．わが国ではフッ化物イオン濃度は1,500ppm以下と規定されています．ただし1,000ppmを超えるフッ化物配合歯磨剤では「6歳未満の子供への使用を控える」「6歳未満の子供の手の届かない所に保管する」を容器等に記載することになっています．

　世界保健機関（WHO）も，全世界の人々にフッ化物配合歯磨剤の使用を推奨しています．口のなかのフッ化物の濃度を維持できるように，使用法を守ってフッ化物配合歯磨剤を使用します（表1）．歯周病予防の観点からプラークを徹底的に除去し，次いでう蝕予防を目的にフッ化物配合歯磨剤を使用する方法が勧められています．

　象牙質知覚過敏症に有効とされる歯磨剤には，知覚鈍麻を目的とする硝酸カリウム，象牙細管の封鎖を目的とする乳酸アルミニウムなどが含まれています．

10 口腔保湿剤・人工唾液

表2 口腔保湿剤[4, 5)]

1. ジェルタイプ
- 使用法：スポンジブラシなどで粘膜に薄く塗布する
  口腔保湿剤を塗布するときには古い口腔保湿剤を完全に除去する
- 特徴：効果持続時間はリキッドタイプ，スプレータイプより長い
  時間の経過とともに湿潤度・流動性が低下する
  リキッドタイプよりも誤嚥のリスクが低いため，意識障害や嚥下障害のある患者に適する

2. リキッドタイプ
- 使用法：口に含み，口腔全体に行き渡らせてから吐き出す
  スポンジブラシなどで塗布する
- 特徴：口腔内に速やかに広がる
  効果持続時間はジェルタイプよりも短い
  ジェルタイプよりも誤嚥のリスクが高い

3. スプレータイプ
- 使用法：舌や頬の粘膜に噴霧する
- 特徴：口腔内に速やかに広がる
  効果持続時間はジェルタイプよりも短い
  ジェルタイプよりも誤嚥のリスクが高い

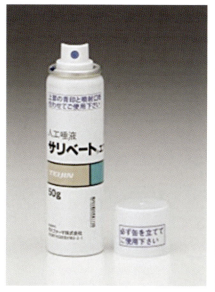

図16 人工唾液
サリベートエアゾール（帝人ファーマ）．無色透明でわずかに甘味がある．
通常1回に1〜2秒間，1日4〜5回口腔内に噴霧する．

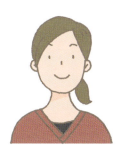

Comment

口腔保湿剤（口腔湿潤剤）は，口腔乾燥症の対症療法に用いられる製品です．医薬品ではなく，口腔化粧品，医薬部外品などとして市販され，ジェル，リキッド，スプレーの3タイプがあります（表2）．製品によって含まれている成分が異なるため，流動性や保湿効果の持続性・停滞性などの特徴を理解し，口の状況に合わせて製品を選択することが重要です．薬局等で手に入ります．

人工唾液は唾液に類似させた組成をもち，口腔乾燥症に対して唾液の代替として使用される医薬品です．サリベートエアゾール（帝人ファーマ）は国内唯一の人工唾液です（図16）．人工唾液は医薬品であるため，医師の処方が必要です．適応症は，シェーグレン症候群と頭頸部の放射線治療による口腔乾燥症です．

高齢者では，加齢による唾液分泌量の減少，全身疾患や薬の副作用による唾液分泌量の減少，口呼吸などにより口腔乾燥を招きやすいものです．口腔内が乾燥している場合には，口腔の健康を維持するために口腔内の保湿が重要です．口腔清掃時に湿潤した状態にするために口腔保湿剤が使用されます．

11 含嗽剤, 洗口剤

表3 おもな含嗽剤（医薬品）

①殺菌・消毒用	ポビドンヨード ・効能・効果：咽頭炎，扁桃炎，口内炎，抜歯創を含む口腔創傷の感染予防，口腔内の消毒 ・禁忌：ヨウ素に対し過敏症の既往歴のある患者への使用 ・慎重投与：甲状腺機能に異常のある患者 ・商品名：イソジンガーグル液 7％など ベンゼトニウム塩化物 ・効能・効果：口腔内の消毒，抜歯創の感染予防 ・商品名：ネオステリングリーンなど
②消炎・鎮痛用	アズレンスルフォン酸ナトリウム水和物 ・効能・効果：咽頭炎，扁桃炎，口内炎，急性歯肉炎，舌炎，口腔創傷 ・商品名：含嗽用ハチアズレ顆粒，アズノールうがい液 4％

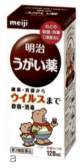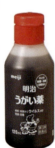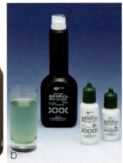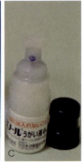

図17 含嗽剤
a：ポビドンヨード製剤（明治うがい薬／明治，イソジンガーグル 7％／シオノギ製薬）．抜歯創の感染予防，口腔内の消毒のほか，咽頭炎，扁桃炎，口内炎等でも使用される．ヨードアレルギーや甲状腺機能疾患のある方への使用は注意が必要である．
b：ベンゼトニウム塩化物製剤（ネオステリングリーンうがい液 0.2％／日本歯科薬品）．抜歯創の感染予防，口腔内消毒に使用される．
c：アズレンスルフォン酸ナトリウム水和物製剤（アズノールうがい液 4％／日本新薬）．

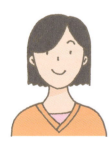

Comment

含嗽（がんそう）とは，水や薬液を口のなかに含み呼気にて攪拌し，口腔および咽頭を洗浄すること[6]で，含嗽の際に使用される薬剤を「含嗽剤」といいます．一方，洗口とは，水や薬液で口のなかをすすぎ洗浄すること[6]で，洗口の際に使用される薬剤を「洗口剤」といいます．

医薬品としての含嗽剤として，殺菌消毒を目的とした「イソジンガーグル」や消炎鎮痛を目的とした「アズノール」などが知られています（表3，図17，18）．

洗口剤は医薬品，医薬部外品，化粧品に分けられます．フッ化物配合洗口剤は医薬品に分類されます．医薬部外品や化粧品に分類される洗口剤には洗口液と液体歯磨きがあります．口に含みブラッシングを行うもの，または吐き出したあとにブラッシン

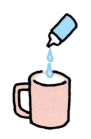
うがい薬を適量コップに入れます．
（製品の説明書を確認すること）

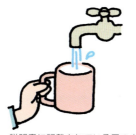
説明書に記載されている量の水を加えた，うがいの溶液をつくります．

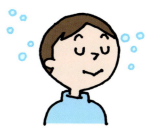
口に溶液を含み，少し強めに「ブクブク」っと口のなかをゆすいで吐き出します．

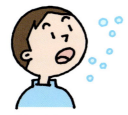
口に含んで上を向き，約15秒位のどの奥まで「ガラガラ」うがいをします．

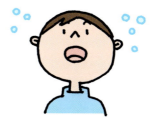
もう一度「ガラガラ」うがいを約15秒位します．

図18 効果的なうがいの仕方（ライオン株式会社ホームページを参考に作成）

グを行うものは液体歯磨きであり，歯ブラシを使用せずに口に含んですすぐ洗口液とは区別されます．洗口液と液体歯磨きはマウスウォッシュ，デンタルリンスなどともよばれます．

ブラッシングとともにマウスウォッシュを補助的に使用することはプラークや歯肉炎を減少させるのに有効であるという報告[7]がありますが，含有成分により効果は異なります．

「うがい」は，製品の説明書に従い行います．

12 義歯用ブラシ,義歯洗浄剤

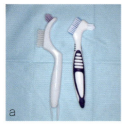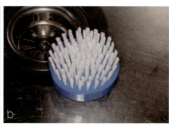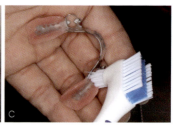

図19 義歯用ブラシ
a:各種義歯用ブラシ.柄や植毛部に工夫がなされている.
b:吸盤付のブラシ.吸盤付のブラシは片手での義歯清掃が可能である.
c:クラスプ周囲の清掃.支台歯のう蝕,歯周病の防止のために入念に清掃する.

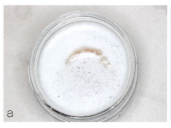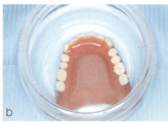

図20 義歯洗浄剤溶液に浸漬された義歯
義歯の洗浄・保管には義歯専用容器を用いる.
a:発泡しているため,溶液中の義歯はみえない. b:洗浄終了後.

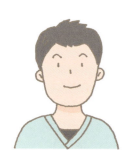

Comment　義歯清掃の基本は,義歯用ブラシと義歯洗浄剤の使用です.義歯用ブラシは,義歯に付いたプラークや食物残渣を機械的に清掃するためのブラシです(図19).義歯洗浄剤は,義歯に付着したプラークや着色などを化学的作用によって除去します(図20).

　毎食後,義歯を手のひらの上に持って,流水下で義歯用ブラシを使って清掃します.とくに,クラスプ(p.85参照)などの支台装置の周囲と粘膜と接している義歯の粘膜面を入念に清掃します.歯ブラシと同様,義歯用ブラシは個人専用とします.

　義歯洗浄剤は毎日使用することが勧められています.就寝時に使用されることが多いのですが,義歯を義歯洗浄剤溶液に浸す前と後には,流水下での義歯用ブラシによる清掃を必ず行います.なお,認知症の患者では,義歯洗浄剤の誤食,義歯洗浄剤の溶液の誤飲の恐れがあるので,管理を徹底する必要があります.

13 開口器,開口補助器具

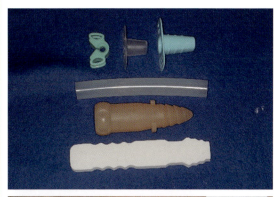

図21 開口器,開口補助器具

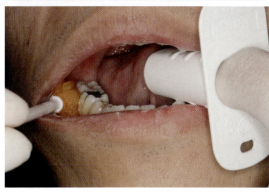

図22 開口補助器具を使用した口腔清掃
開口補助器具で開口状態を保持しながらスポンジブラシで下顎右側大臼歯部の口腔前庭を清掃している.

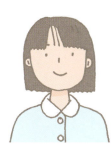

Comment　治療の際に口を開いていなければならないのにもかかわらず,開いていられない人がいます.このようなときに使用するのが開口器,開口補助器具です(図21).上顎と下顎の間に挿入して開口を保持します(図22).通常,上下顎臼歯の咬合面の間に挿入します.たとえ歯がなくても,粘膜を傷つけないような材質ならば顎堤粘膜に用いることができます.

　強い力でこの器具を噛むと,口腔粘膜の損傷,歯冠破折や補綴装置の脱離などが起こる可能性があります.歯や粘膜の状態などを十分に把握したうえで注意して使用します.開口器,開口補助器具を使用しているときに開口すると,口腔からの脱離や位置のずれが生じます.安全確保のために開口器,開口補助器具を注意して保持しておきます.

14 フッ化物

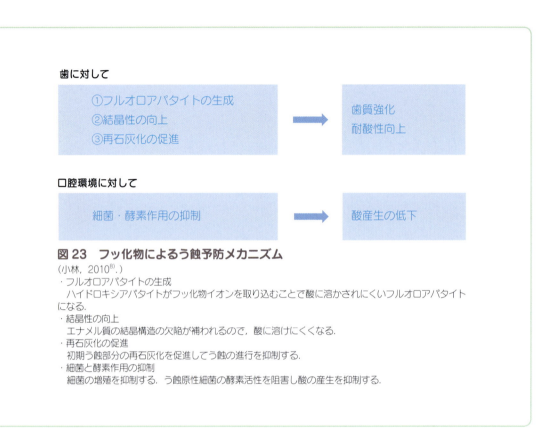

図23 フッ化物によるう蝕予防メカニズム
(小林,2010[8].)
・フルオロアパタイトの生成
　ハイドロキシアパタイトがフッ化物イオンを取り込むことで酸に溶かされにくいフルオロアパタイトになる.
・結晶性の向上
　エナメル質の結晶構造の欠陥が補われるので,酸に溶けにくくなる.
・再石灰化の促進
　初期う蝕部分の再石灰化を促進してう蝕の進行を抑制する.
・細菌と酵素作用の抑制
　細菌の増殖を抑制する.う蝕原性細菌の酵素活性を阻害し酸の産生を抑制する.

Comment

　フッ化物は,フルオロアパタイト生成,結晶性向上,再石灰化促進による歯質強化,細菌の増殖抑制や抗酵素作用による酸産生の抑制によりう蝕を予防します(図23).フッ化物の応用方法には,フッ化物含有歯磨剤を用いた口腔清掃,フッ化物洗口,フッ化物歯面塗布があります.

　日常的に使用される歯磨剤の多くは,フッ化物が入っています.日本では,医薬品医療機器等法でフッ化物イオン濃度が1,500 ppm以下に定められています.歯科医師・歯科衛生士が行うフッ化物の歯面塗布は,歯の生え始め頃から開始し,定期的に行うことが勧められます.フッ化物歯面塗布剤に配合されるフッ化物はおもにフッ化ナトリウム(NaF)とリン酸酸性フッ化ナトリウム(APF)で,フッ化物イオン濃度は9,000 ppmです.成人でも根面う蝕の予防に行われます.フッ化物洗口では,フッ化ナトリウム溶液を5〜10 mL口に含み,1分間ブクブクと洗口してから吐き出し,その後30分間は飲食を控えます.永久歯萌出期のう蝕予防に高い効果があり,成人や高齢者でも実施が勧められています.

ハイドロキシアパタイト:骨や歯を構成する主要成分.生体親和性が高く,この特性が医療で活かされており,その一例としてハイドロキシアパタイトを薄膜コーティングしたチタン製インプラントがある.

15 キシリトール

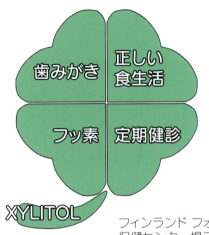
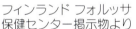

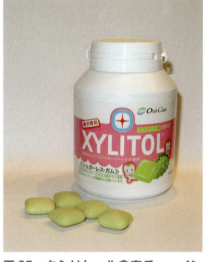

図24　キシリトールと口腔保健行動の関係
歯磨き（ブラッシング），フッ化物（フッ化物含有歯磨剤）の使用，正しい食生活，定期健診がう蝕予防には重要であり，キシリトールの使用によりう蝕予防がさらに効果的なものになる
（日本フィンランドむし歯予防研究会提供）

図25　キシリトール含有チューインガム
歯科専用のキシリトールガム（オーラルケア社）の特徴として，甘味料としてキシリトールのみが配合されていることがあげられる．

Comment

　キシリトールには砂糖と異なり酸を産生しないなどの特徴があり，非う蝕誘発性の代用甘味料として知られています．甘味度は砂糖とほぼ同程度ですが，多量摂取により一過性の穏やかに排便を促す作用（緩下作用）を示します．

　国際歯科連盟（FDI：Fédération Dentaire Internationale）は，「多くの砂糖代替甘味料は非う蝕誘発性である」「非う蝕誘発性甘味料を含むチューインガムの常用は，甘味料の非う蝕誘発性とチューインガム摂取による唾液分泌効果によってう蝕予防に寄与する」と見解を出しています（2008年9月）．つまり，甘味料がう蝕を誘発しないという長所に加え，チューインガムの咀嚼により唾液分泌量が増え，脱灰した歯質の再石灰化が促進されるという長所をもっています．また，キシリトール含有のチューインガムを噛むことによりプラークの形成が抑制されたとの報告もあります．う蝕予防のためには，キシリトール含有のチューインガムを毎食後や間食後に数分間噛むことが勧められるなど，キシリトールを効果的に使うことが望まれます（図24，25）．

　ただし，キシリトール含有食品でも砂糖が含有されていると砂糖によりプラークのpHが低下するため，砂糖などの発酵性甘味料が含有されていないものを選択する必要があります．

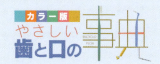

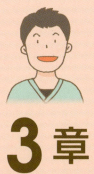

3章

歯と歯周組織の病気とその治療

1 う蝕とは

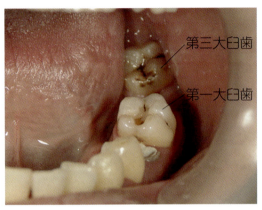

図1 下顎左側第一大臼歯の修復物脱離とう蝕, 第三大臼歯のう蝕

第三大臼歯咬合面の小窩裂溝は黒褐色を呈しており，脱灰され軟らかくなった軟化象牙質は少なかった．慢性う蝕といわれる状態である．う蝕は進行速度によって急性う蝕と慢性う蝕に分けられる．急性う蝕は淡黄色で，若年者の小窩裂溝部に多く，進行速度は速い．慢性う蝕は黒褐色で，壮年・中年期にみられ，進行速度は遅く，軟化象牙質は比較的少ない．

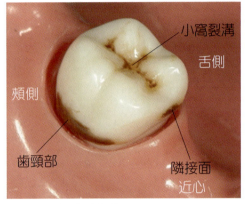

図2 う蝕の好発部位

う蝕がよくできる部位（好発部位）は小窩裂溝，隣接面接触点付近，平滑面歯頸部である．小窩裂溝は臼歯咬合面などにみられる小さな窪みや溝のことで，清掃が難しい．隣接面接触点とは歯が隣の歯と接触する部位のことで，この部位の清掃にはデンタルフロスが使われる．歯頸部とは歯冠部と歯根部の境界（エナメル質とセメント質の境界）のことである．

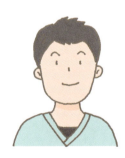

Comment

う蝕は口のなかの細菌による感染症であり，生活習慣病の一つです．細菌がつくり出す酸によって歯の硬組織が脱灰され，同じく細菌がつくる酵素によって有機性基質が崩壊し，う窩が形成されます（図1）．う蝕のおもな原因菌はミュータンスレンサ球菌群ですが，う蝕の進行に重要な役割を果たす乳酸桿菌など，多くの口腔常在菌が関与しています．

　う蝕ができやすい部位（好発部位）は小窩裂溝，隣接面，歯頸部です（図2）．う蝕の好発部位は歯ブラシによる清掃が難しい部位であり，清掃後にもプラークが歯面に残りやすい部位です．歯肉の退縮により露出した根面にも好発します（根面う蝕）．う蝕の治療がすでに終了した部位でも，再びう蝕が発生することがあります（二次う蝕）．

脱灰：ハイドロキシアパタイト（リン酸カルシウムの結晶体）の溶解のことである．
再石灰化：脱灰部へのリン酸カルシウム塩の再沈着と結晶化が起こることである．
う蝕：虫歯のこと．ある種の常在微生物の感染により歯質（硬組織）が破壊される疾患で，糖質（炭水化物）の発酵によりつくられた酸によってエナメル質が脱灰されることから始まる．
う窩：酸によって歯の硬組織からカルシウムやリン酸が溶解し，歯質に欠損が生じた状態．エナメル質はpH5.5程度で脱灰される．う蝕の初期には脱灰と再石灰化が繰り返されるが，脱灰が上まわるとう窩の形成へと進む．「むし歯で穴があいた」というときの穴はう窩のことである．

2 う蝕の発生要因と予防

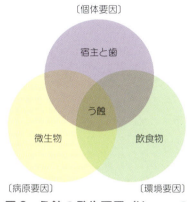

図3 う蝕の発生要因（Keyesの三つの輪）

個体要因とは人の性・年齢，唾液，歯などの要因である．病原要因とは微生物の要因であり，環境要因とは飲食物や時間の要因である．個体要因，病原要因，環境要因が相互に作用し合い，う蝕が発生する．

表1 う蝕予防の基本（伊藤，2013.[1]）

- フッ化物による予防
  フッ化物配合歯磨剤の使用，フッ化物洗口，フッ化物歯面塗布などが行われる．
- シーラントによる小窩裂溝塡塞法
  シーラントにより小窩裂溝を封鎖する．萌出期の大臼歯に行われることが多い．
- プラークコントロール
  セルフケア（歯ブラシ，歯間ブラシ，デンタルフロスなど）とプロフェッショナルケア（歯科医師・歯科衛生士による歯面沈着物の除去）が中心となる．
- 食事指導
  規則正しい生活リズム，栄養バランスのよい食生活習慣，甘味食品の摂取回数の制限，代用甘味料の使用などについて指導を行う．
- 定期的な歯科健康診査

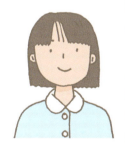

Comment

　個体要因，病原要因，環境要因が相互に作用し合い，う蝕が発生します（図3）．う蝕の発生には時間的な要因の影響が大きいため，Keyesの三つの輪に時間を加えることが多くなっています（Newbrunの四つの輪）．

　う蝕の予防のためにさまざまな方法が実施されています（表1）．フッ化物の応用によって歯質の耐酸性の向上や，低濃度のフッ化物イオンが歯の表面付近に存在することによる再石灰化反応の促進がもたらされます．う蝕に罹患しやすい小窩裂溝に対してはシーラント材による小窩裂溝塡塞法が行われています．病原要因に対しては，微生物の病原性を抑制するためにセルフケアやプロフェッショナルケアなどのプラークコントロールが行われます．環境要因に対しては，栄養バランスのよい食生活習慣の確立や甘味飲食物の摂取回数の制限などの食事指導が行われます．う蝕の予防は複数の方法を組み合わせで実施すると効果的です．

3 う蝕の進行度と治療法

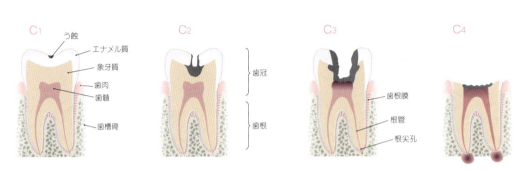

図4　う蝕の進行度による分類

CO 実質欠損を伴わないエナメル質の脱灰（要観察歯）　症状：臨床的に健康な歯髄であり，自覚症状はない．
　治療：脱灰したエナメル質の再石灰化のために，プラークコントロールの指導，食事指導，フッ化物の塗布などを行う．
C_1 実質欠損を伴うエナメル質う蝕（う蝕症第1度）　症状：臨床的に健康な歯髄であり，一般的に自覚症状はない．
　治療：脱灰したエナメル質の除去を行い，コンポジットレジン修復を行うのが一般的である．
C_2 象牙質う蝕（う蝕症第2度）　症状：歯髄充血，急性単純性歯髄炎などの症状を呈する．
　治療：脱灰したエナメル質と細菌感染した象牙質の除去を行う．おもにコンポジットレジン修復，インレー修復（レジン，セラミック，メタルなど）を行う．
C_3 歯髄まで進行した象牙質う蝕（う蝕症第3度）　症状：歯髄炎，歯髄壊疽，根尖性歯周炎の症状を呈する．
　治療：歯髄疾患の治療を行う．生活歯髄の場合は断髄法や抜髄法，歯髄壊疽や根尖性歯周炎などでは感染根管治療，保存が不可能な場合は抜歯を行う．
C_4 歯冠部が崩壊し歯根のみが存在するう蝕（う蝕症第4度）　症状：歯髄炎，歯髄壊疽，根尖性歯周炎の症状を呈する．
　治療：歯髄疾患の治療を行う．歯髄炎では抜髄法，歯髄壊疽や根尖性歯周炎などでは感染根管治療，保存が不可能な場合は抜歯を行う．抜髄法，感染根管治療，抜歯の終了後には，補綴治療が行われるのが一般的である．

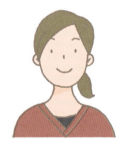

Comment　一般的に，う蝕の進行度はCO（シーオー），C_1からC_4で表されます（図4）．進行度，歯髄の細菌感染の有無，歯髄の生死などにより治療法は異なります．
　う蝕が象牙質内にとどまるときには，細菌に感染した象牙質を除去して人工の材料（修復材料）で修復します（う蝕症第2度，C_2）．う蝕が歯髄に到達すると歯髄が細菌に感染するため歯髄のすべてを除去することが多くなります（う蝕症第3度，C_3）．この治療法を抜髄といいます．歯根のみが残っている状態の歯（残根，C_4）では感染歯質を取り除くと補綴装置を装着するために必要な健全歯質が確保できず，補綴治療が難しくなります．その場合には抜歯に至ることもあります．

保存修復：修復材料を用いて失われた歯質を補い，形態，機能，審美性を回復すること．「詰め物をする」は失われた形態を修復材料で復元すること，「詰め物がとれた」は修復材料が歯から脱離したことを意味する．
歯髄：歯髄腔を満たしている組織で，象牙質を形成する象牙芽細胞などの細胞，血管，神経線維などが含まれる．一般に「神経」といわれるが，神経線維のみで満たされているわけではない．歯髄を刺激すると「歯が痛い」と感じる．
抜髄：歯髄の感染などで保存が不可能な歯髄を除去すること．痛みを感じないよう局所麻酔薬の注射投与を行い抜髄することが多い．歯髄の除去を「神経を抜く」と表現されることが多い．
抜歯：歯を抜くこと．

4 歯髄疾患

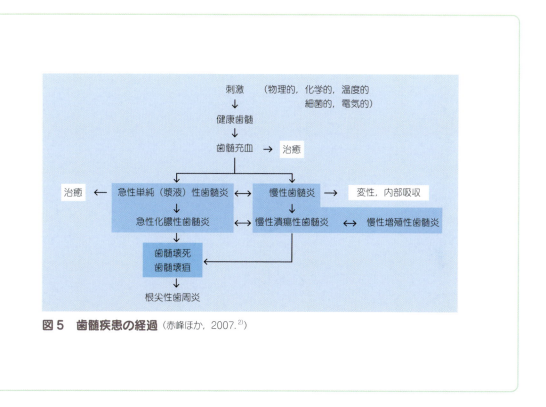

図5 歯髄疾患の経過（赤峰ほか，2007.[2]）

Comment う蝕が進行すると，歯髄充血や歯髄炎の症状がみられるようになります（図5）．歯髄炎を放置すると，根尖歯周組織にまで炎症が波及し，根尖性歯周炎を発症します．
　歯髄に疾患が生じる原因は細菌感染が一般的です．細菌感染の原因は①う蝕，②転倒などによる外傷に伴う歯の破折，③歯周病が根尖孔まで進みそこからの歯髄への細菌侵入などがあります．

歯髄充血：自発痛はなく，冷刺激などにより一過性の鋭い痛みを誘発する．う蝕の除去と修復処置により炎症は消失する．
急性歯髄炎：歯髄が急性の炎症状態になり痛みを伴う．自発痛があり，刺激により痛みが強くなる．急性化膿性歯髄炎では強い自発痛が持続し，温めると痛みが強くなり，冷やすと軽減する．
慢性歯髄炎：歯髄が慢性の炎症状態になり痛みは伴わない．一般的には自発痛などの自覚症状はないが，大きなう窩や咬合時に疼痛を伴うことが多い．
歯髄壊死，歯髄壊疽：歯髄全体の死を意味し，自覚症状はほとんどない．歯髄壊死は細菌感染を伴わない歯髄の死であり，歯髄壊疽は細菌感染が伴う歯髄の死で悪臭がある．「神経が死んでいる」と表現されることがある．
根尖歯周組織：セメント質，歯根膜，歯槽骨からなる根尖部の組織．
根尖性歯周炎：歯髄に細菌感染が起こり，歯根膜などの根尖歯周組織に感染が波及して炎症が生じた状態である．「根の先に炎症がある」「根の先に膿が溜まっている」という状態である．炎症で根尖部の歯槽骨が吸収すると，エックス線写真ではその部位が透過像となる．
細菌感染：う蝕の進行や外傷による破折で生じる感染，深い歯周ポケットから根尖孔などを介した感染などによって歯髄に細菌感染が生じる．これにより歯髄炎，歯髄死，感染根管（根管内や根管壁・象牙細管内に細菌感染が生じた状態）に至る．

5 歯髄疾患のおもな治療法

表2 歯髄疾患のおもな治療法

歯髄	急性症状	露髄 エックス線透過像	診断名	おもな治療
生	有	無*1	急性単純性歯髄炎	歯髄消炎鎮痛療法，覆髄法，断髄法，抜髄法
	有	有*1	急性化膿性歯髄炎	抜髄法
	無	無*1	臨床的健康歯髄 歯髄充血	 歯髄消炎鎮痛療法，間接覆髄法
	無	有*1	慢性潰瘍性歯髄炎 慢性増殖性歯髄炎	抜髄法，生活断髄法 抜髄法，生活断髄法
死	無	無*2	歯髄壊死 歯髄壊疽	感染根管治療 感染根管治療
	無	有*2	慢性根尖性歯周炎	感染根管治療
	有		急性根尖性歯周炎	感染根管治療

*1 露髄の有無，*2 エックス線透過像の有無
歯髄の生死の判定：電気診，温度診，切削による検査などによる．
歯髄電気診：歯の表面に電気刺激を加える．歯髄充血，急性単純性歯髄炎では反応閾値が低く，急性化膿性歯髄炎，壊疽性歯髄炎，慢性歯髄炎では反応閾値が高くなる．
温度診：歯に冷刺激，温熱刺激を加える．正常な歯髄は刺激除去直後または数秒以内に疼痛は消退する．急性歯髄炎の初期には冷刺激により，進行とともに冷・温熱刺激で疼痛が生じる．化膿性歯髄炎では温熱刺激で疼痛が増悪し，冷刺激で疼痛が緩解する．
急性症状の有無の判定：24時間以内に発生した自発痛，または温度刺激による30秒以上持続する誘発痛がある場合に「急性症状がある」と判定する．
露髄の有無（歯髄の細菌感染の有無）の判定：露髄とは歯髄が歯質に覆われず露出し口腔内とつながった状態．視診，触診，エックス線検査，インピーダンス測定検査などにより判定する．

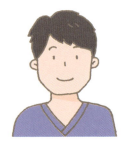

Comment 　歯髄疾患の治療の基本方針は歯髄をできるだけ保存することであり，細菌に感染した歯質と歯髄を除去し，健康な歯髄の保存を行います（表2）．
　歯髄を保存する歯髄保存療法には，歯髄消炎鎮痛療法，間接覆髄法，直接覆髄法，暫間的間接覆髄法があります．歯冠部の歯髄のみを除去する断髄法，歯冠部と歯根部の歯髄をすべて除去する抜髄法，感染した根管に対して行う感染根管治療があります．歯髄疾患の治療が不可能な場合には抜歯となることがあります．歯髄保存療法の結果が不良であった場合には断髄法や抜髄法が行われることになります．

エックス線写真：目でみることができない内部の状況をエックス線写真で知ることができる．エックス線写真で白くみえるところを不透過像，黒くみえるところを透過像という．骨や歯，金属，石灰化した物などは不透過像となり，空気，水，軟組織などは透過像となる．同じ歯や骨でも状態により白さが異なる．う窩（う蝕で脱灰した部位），根尖性歯周炎で骨が吸収した根尖部は透過像となる．

6 直接抜髄法および感染根管治療の術式

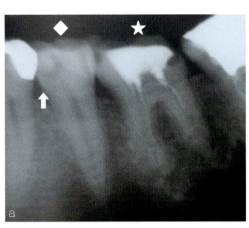
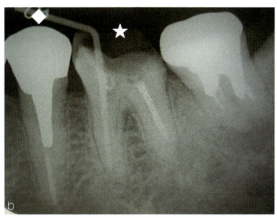

図6 下顎左側第二小臼歯の歯髄炎および第一大臼歯の根尖性歯周炎（歯髄炎と根尖性歯周炎のエックス線写真）

a：術前のエックス線写真．
第二小臼歯（◇）は歯冠近心部（⇧）に透過像（う蝕）がみられる．急性化膿性歯髄炎と判断し，直接抜髄法を実施した．第一大臼歯（☆）はエックス線写真では根管充填材および根尖部透過像などがみられる．根尖性歯周炎と判断し，感染根管治療を実施した．

b：第一大臼歯根管充填時のエックス線写真．
第二小臼歯（◇）は根管充填後に支台築造を行い，全部鋳造冠を装着した．第一大臼歯（☆）は感染根管治療を行い，根管充填の確認を行った．

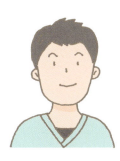

Comment　生きている歯髄を摘出するときには，多くの場合，治療中に痛みを感じないよう局所麻酔薬を注射してから行います（直接抜髄法）．直接抜髄法では，局所麻酔後に，感染歯質の除去，歯髄の摘出，根管の機械的・化学的清掃と根管貼薬が行われます．歯髄が死んでいるときに行われる感染根管治療では，感染歯質の除去，壊疽した歯髄の摘出，根管の機械的・化学的清掃と根管貼薬が行われます．根管充填は無菌的になった根管を緊密に封鎖するもので，治療の予後を左右する重要な操作です．根管充填後にはエックス線写真の撮影を行い，根管充填の状態を確認します（図6）．

　直接抜髄法や感染根管治療を行った歯には，歯の形態を回復するため治療（歯冠補綴，歯冠修復）を行うのが一般的です．

歯冠補綴，歯冠修復：クラウンなどの歯冠補綴装置（歯冠修復物）を装着し，歯冠形態，機能，審美性を回復すること．「かぶせ物をする」は歯冠補綴装置を装着すること，「かぶせ物がとれた」は歯冠補綴装置が脱落したことを意味する．

7 象牙質知覚過敏

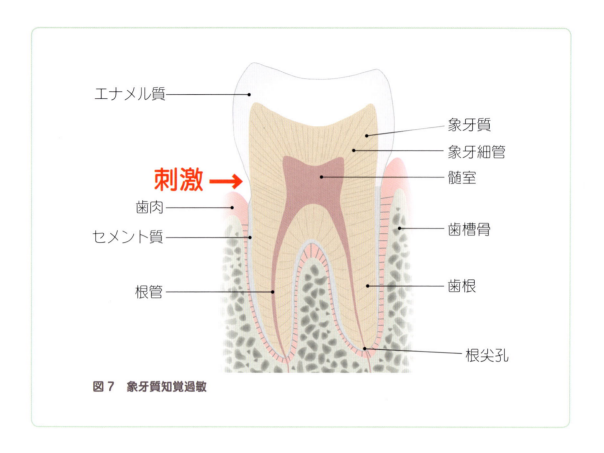

図7 象牙質知覚過敏

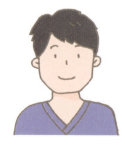

Comment　象牙質知覚過敏は，口腔に露出した象牙質に加わる温度刺激，擦過刺激などによって引き起こされる一過性の誘発痛であり，刺激が除去されると痛みは消失します（図7）．う蝕や歯髄病変のある場合は除外されます．普段は痛みを感じないにもかかわらず，冷たい水を飲んだとき，ブラッシングをしたときに，瞬間的な痛みを感じる場合は象牙質知覚過敏の可能性があります．

　摩耗・咬耗によりエナメル質が失われたとき，歯周病などで歯肉が退縮して歯根が露出したとき，くさび状欠損などにより象牙質が口のなかに露出したときに，知覚過敏を生じやすくなります．このなかで，歯頸部に生じた象牙質知覚過敏を歯頸部知覚過敏といいます．

　象牙質知覚過敏は，象牙細管を満たす液成分が刺激によって移動することによって，歯髄内の神経末端を刺激して痛みが生じると考えられています．象牙質知覚過敏が発

表3 象牙質知覚過敏症への対応

生活習慣の改善 　酸性食品の摂取に関する指導 　適切なプラークコントロール
知覚過敏抑制効果のある歯磨剤の使用
知覚過敏抑制剤の使用
露出象牙質の被覆 　歯科材料により表面を被覆して刺激を遮断する 　接着性レジンによる被覆や高分子被膜などによる刺激の遮断 　コンポジットレジン修復・グラスアイオノマーセメント修復
歯科用レーザー治療
抜髄法

症するメカニズムとしては，開口した象牙細管が口腔内に持続的に露出すること，初期炎症による歯髄神経の分岐・増生と過敏化が考えられています[3]．したがって，開口した象牙細管の封鎖，象牙細管内浸透による組織液移動の抑制，露出象牙質での樹脂含浸層の形成などが対応策となります[4]（表3）．プラークの付着は象牙細管の開口にかかわるため，適切なプラークコントロールが必要です．

　ホワイトニングの副作用として知覚過敏が起きることがありますが，その原因は明確ではありません．

歯根露出：歯肉が歯根を被覆しているが，歯周病や加齢による変化により，歯肉が根尖方向に移動して歯根が口のなかに露出するようになる．この状態を歯根露出という．
象牙細管：象牙細管は象牙質内にある管腔状構造物で，エナメル質と象牙質の境から歯髄腔まで連なっている．歯髄には象牙芽細胞があり，象牙芽細胞突起が細管内に伸びている．

8 くさび状欠損

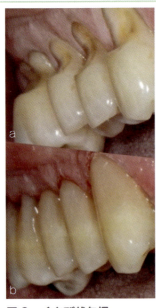

図8 くさび状欠損
a：上顎犬歯および臼歯の頬側面にみられるくさび状欠損．
冷水を口に含んだときに痛みを訴えていた．
b：くさび状欠損に行われたコンポジットレジン修復．

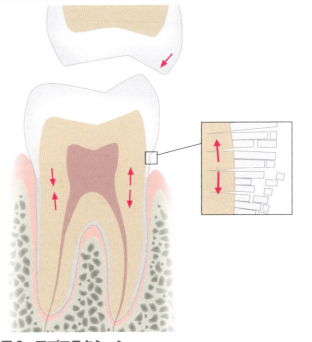

図9 アブフラクション
咬合力によって歯頸部に引張応力が生じたためにエナメル質が破壊されて起こる歯質の欠損をアブフラクションという．これもくさび状欠損の要因の一つと考えられる．

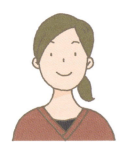

Comment　くさび状欠損（WSD：wedge shaped defect）は，歯頸部に生じるくさび状の歯の欠損です（図8）．よくできる部位（好発部位）は，犬歯，小臼歯の頬側面です．原因としては，歯ブラシや歯磨剤を誤って使っていることや，咬合力によって歯頸部のエナメル質・象牙質に生じる引張応力（図9）があげられており，これらの相互作用により生じると考えられています．

　くさび状欠損ができると，象牙質知覚過敏症になったり，審美的障害などが生じることがあります．コンポジットレジン修復などが行われ，原因に応じた治療を行います．

咬合力：上顎と下顎の歯や人工歯が噛みあうときに発現する力．

9 歯冠修復，歯冠補綴

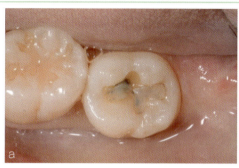 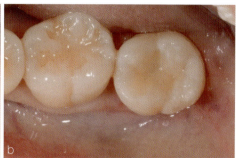

図10　コンポジットレジン修復
a：下顎第二大臼歯は，コンポジットレジン修復が一部脱離し，う蝕が認められる．
b：コンポジットレジン修復後．コンポジットレジン修復の特徴は，①天然歯に調和する色調，②歯質との高い接着性（レジン接着システム併用），③優れた辺縁封鎖性（レジン接着システムの併用），④歯質削除量の削減などである．

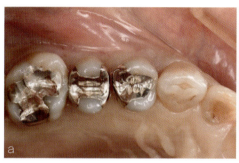 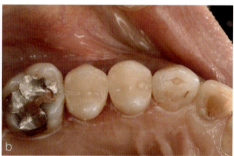

図11　メタルインレーとセラミックインレー
a：上顎第一・第二小臼歯，第一大臼歯のメタルインレー．患者は金属色に対する不満があり，白い歯を望んでいた．
b：上顎第一・第二小臼歯をセラミックインレーにて修復．患者は歯と同じ色に満足した．
　メタルインレーは材料が機械的に優れている点や形態再現性などが長所で，金属色で審美に劣る点が短所である．
セラミックインレーは優れた審美性，化学的安定性，優れた耐摩耗性，滑沢な表面などが長所で，脆性が短所である．

Comment

　う蝕などで歯質が失われ歯の形態が損なわれたときには，歯の形態・機能・審美性を回復することが必要です．治療の方法はさまざまで，う蝕などによる歯の欠損の大きさや形態，歯髄の生死，歯周病の状態，咬合関係，口腔清掃状態，う蝕リスク，全身状態などの要因を考慮して治療方法，材料が選択されます．

　エナメル質や象牙質内にとどまるう蝕（p.66参照）では，コンポジットレジン修復，グラスアイオノマーセメント修復，インレー修復（メタルインレー，コンポジットレジンインレー，セラミックインレー）が用いられることが多くなっています（図10，11）．

　歯の崩壊が大きくなると，歯冠の一部を被覆する部分被覆冠（3/4冠，4/5冠，プロキシマルハーフクラウンなど）や歯冠を全面的に被覆する全部被覆冠（金属冠，前装冠，ジャケットクラウン）によって歯冠修復（歯冠補綴）が行われることになります（図12，13）．

　従来のセラミックスはレジンと比べて審美性（色調，透明感），化学的安定性，生体親和性，耐摩耗性，

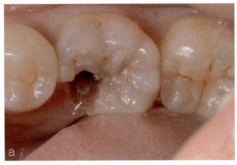 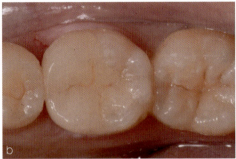

図12 セラミックアンレー
a：下顎第一大臼歯のう蝕．う蝕は，近心舌側咬頭をすべて失うほどの大きさであった．
b：セラミックアンレーによる修復後．遠心部の咬頭は温存できたためセラミックアンレーにて修復を行った．

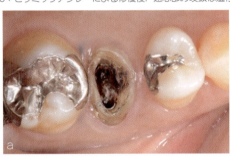 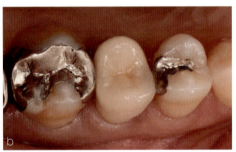

図13 陶材焼付冠
a：金属冠がメタルコアとともに脱離した上顎第二小臼歯．　b：上顎第二小臼歯に装着された陶材焼付冠．

表面性状の滑沢さなどの点で優れるものの，脆性が欠点といわれ陶材焼付冠として用いられてきました．近年，強度に優れたジルコニアが使用されるようになってくるなど，材料の開発や技術の進歩によりオールセラミッククラウンによる歯冠修復が増えています．

コンポジットレジン修復：コンポジットレジン修復とはコンポジットレジンで歯の形態を修復する方法である．コンポジットレジンはレジン（合成樹脂）とフィラー（石英，コロイダルシリカなど）を主成分とした修復材料で，天然歯と調和する色調を有し，レジン接着システムを用いることにより歯質と接着するという特徴をもつ．
グラスアイオノマーセメント修復：グラスアイオノマーセメント修復とはグラスアイオノマーセメントで歯の形態を修復する方法である．グラスアイオノマーセメントはアルミノシリケートガラス粉末とポリアクリル酸水溶液からなるセメントであるが，レジン成分が加えられたものもある．
インレー修復：金属やセラミックスなどの修復物を口腔外で一塊で製作し歯に合着または接着することによって歯の形態を修復する方法である．
金属冠：金属のみで歯冠の形態を回復する装置で，歯冠の崩壊が著しい歯，抜髄された歯などに用いる．歯冠全周を一層削除することになる．装置の色から金歯，銀歯といわれることがある．審美性に劣るため，前歯には用いない．「かぶせ物」といわれることがある．
前装冠：金属冠と形態は同じであるが，金属冠の唇・頬側を金属の代わりに天然歯の色を再現できる前装用材料で製作した装置．唇・頬側の歯質の削除量は多くなるが，他人には人工の歯と気づかれないという長所をもつ．陶材焼付冠は前装冠の1種である．「かぶせ物」といわれることがある．
ジャケットクラウン：天然歯の色を再現できる材料で製作した装置．金属冠よりも歯質削除量は多くなるが，審美性に優れた装置である．歯科医師も天然歯と間違うことがある．「かぶせ物」といわれることがある．

10 歯周病とは

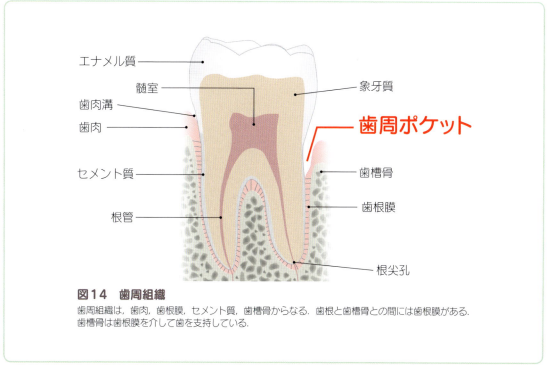

図14 歯周組織
歯周組織は，歯肉，歯根膜，セメント質，歯槽骨からなる．歯根と歯槽骨との間には歯根膜がある．歯槽骨は歯根膜を介して歯を支持している．

Comment

　歯周病は，非プラーク性歯肉病変を除き，プラーク中の歯周病原細菌により引き起こされる炎症性疾患であり，「歯肉病変」と「歯周炎」に大別されます．歯周病は，歯肉病変（プラーク性歯肉炎，非プラーク性歯肉病変，歯肉増殖），歯周炎，壊死性歯周疾患，歯周組織の膿瘍，歯周−歯内病変，歯肉退縮および強い咬合力や異常な力によって引き起こされる咬合性外傷に分類されます[5]．

　高齢者では，加齢に伴う免疫機能の低下により，歯周病に対する抵抗性が低下します．さまざまな全身疾患を有することが多く，全身状態（既往歴，現病歴，服用薬剤など）について十分な情報を得ることが必要です．加齢に伴う口腔の問題（口腔乾燥，歯肉退縮による歯根露出，歯の挺出・傾斜等）や身体的・精神的機能の低下によりプラークコントロールが困難になります．

歯肉退縮：エナメル質とセメント質の境界（セメント−エナメル境）よりも根尖方向に歯肉が移動し，歯根の表面が露出した状態をいう．根面が露出すると象牙質知覚過敏やう蝕の危険性が増す．「根がみえてきた」「歯が長くなった」といった訴えになる．
歯肉溝：歯肉溝は歯と健康な歯肉との間にみられる溝であり，歯の全周を取り囲む．
歯肉ポケット：ポケット底は歯肉溝底と変わらず，炎症により歯肉が腫脹することで深くなったポケットのことである．
歯周ポケット：歯肉溝が健康な状態よりも病的に深くなったもので，ポケット底がエナメル質とセメント質の境界（セメント−エナメル境）よりも根尖方向に移動することにより生じる．
歯肉炎：炎症は歯肉に限局している．プラーク・歯石の歯面への付着，歯肉の発赤・腫脹，歯肉からの出血，歯肉ポケットの形成などがみられる．「歯茎が腫れている．歯茎から出血する」といった訴えになる．
歯周炎：炎症が歯肉に限局することなく歯周組織に及び，歯根膜や歯槽骨の破壊が起こる．歯肉炎の症状に加えて歯周ポケットの形成，歯肉の退縮と歯根の露出，歯の動揺などがみられる．現在使われていない「歯槽膿漏」は歯周炎とほぼ同義である．「歯茎が腫れている．歯茎から出血する．歯茎から膿が出る．歯が動く．」といった訴えになる．

11 歯周病の治療の実際

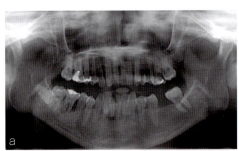

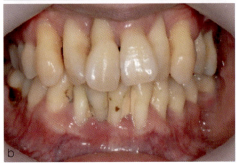

表4 歯周治療の概要

歯周基本治療	プラークコントロール，スケーリング・ルートプレーニングなどを行う．プラークコントロール：セルフケア，プロフェッショナルケア スケーリング：歯面に付着したプラーク，歯石などの沈着物を除去する操作 ルートプレーニング：歯石や病的な歯質などを取り除き歯根面を滑沢化すること
歯周外科治療	歯周基本治療終了後に，深い歯周ポケットの改善，口腔粘膜の形態異常の改善等のための手術を行う
口腔機能回復治療	歯周基本治療，歯周外科治療のあとに，咀嚼機能や審美性などの回復のための治療を行う

図15 重篤な歯周病
30歳代の女性．歯科恐怖症でなかなか歯科医院を受診することができなかった．
a：著しい歯槽骨の吸収が認められる（エックス線写真では，歯を支えている骨がなくなっているのがわかる）．
b：歯肉の腫脹および退縮，歯石の沈着がみられる．

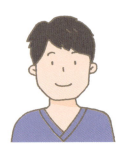

Comment 歯肉の炎症や組織破壊の程度などを調べる検査を行い，診断に基づいた治療計画に沿って歯周基本治療（基本的な原因除去療法）を実施します．歯周基本治療としてプラークコントロール，スケーリング，ルートプレーニングなどを行います．プラークコントロールには，患者自身が行うセルフケアと歯科医師・歯科衛生士によって行われるプロフェッショナルケアがあります．歯周病の治療のためにはセルフケアが必須であり，セルフケアの確立のために歯科医師・歯科衛生士の指導が必要です．

歯周基本治療終了後には，再評価を行い，必要ならば歯周外科治療を行います．全身状態が悪く，侵襲の強い歯周外科治療に耐えられないと判断された場合には，歯周ポケット内のデブライドメントを中心とした非外科的治療を選択します．デブライドメントとは歯周ポケット内のプラーク，歯石，不良肉芽組織などを除去することです（**表4**）．

12 根分岐部病変

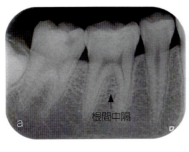
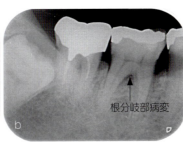

図16　下顎大臼歯のエックス線写真
a：歯周病に罹患していない健康な歯周組織．
b：第一大臼歯の根分岐部に透過像（根分岐部病変）が認められる．歯周病のために根分岐部の骨が破壊されたため，透過像となっている．骨や歯の硬組織はエックス線写真では白くなるが，硬組織が少なくなるにつれて黒くなる．

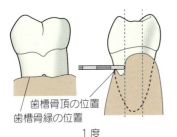
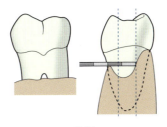
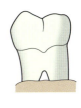
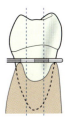

1度　　　　　2度　　　　　3度

図17　根分岐部病変（LindheとNymanの分類）（國松, 2007.[6]）
1度：根分岐部内歯槽骨の吸収程度がプローブを水平方向に挿入した場合，歯冠幅径の1/3を超えないもの．
2度：根分岐部内歯槽骨の吸収程度がプローブを水平方向に挿入した場合，歯冠幅径の1/3を超えるが，貫通しないもの．
3度：根分岐部内歯槽骨の吸収程度がプローブを水平方向に挿入した場合，貫通するもの．

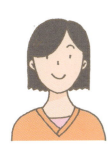

Comment　上顎では小臼歯に2根，大臼歯に3根，下顎では大臼歯に2根の歯根がみられることが多くなっています．このような歯では歯根と歯根の間に歯槽骨があります．この歯槽骨は根間中隔とよばれます．根分岐部病変とは複根歯の根間中隔の歯周組織が破壊される病変です（図16）．根分岐部は複雑な形態をしているため，プラークコントロールが難しくなりがちです．一般的には「LindheとNymanの分類（図17）」を用いて診断し，根分岐部病変の治療法を決定します[6]．

アタッチメントロス：歯に対する付着（上皮組織および結合組織）が失われ，セメント－エナメル境よりも根尖側に付着が移動すること．歯肉炎ではアタッチメントロスは起こらない．
歯周プローブ（プローブ）：歯肉溝や歯周ポケットの深さを測定する道具．
ファーケーションプローブ（根分岐部用プローブ）：根分岐部病変の範囲や根分岐部の根面の形態を検査する道具．

13 歯の破折

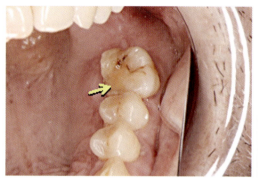

図18 上顎左側第一大臼歯口蓋側咬頭の破折
「歯が欠けて冷水などで痛くなる」と訴えて来院した．象牙質が露出しているが露髄には至っていない．咬頭破折は機能咬頭（上顎口蓋側咬頭と下顎頬側咬頭）に多い．
（下山和弘先生のご厚意による）

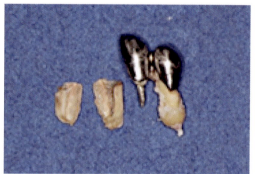

図19 下顎左側小臼歯の垂直歯根破折
下顎小臼歯の連結クラウンの著しい動揺を主訴に来院した．この歯は部分床義歯の支台歯となっており，義歯が装着できない状態であった．歯根破折の原因としては，歯質の量，咬合，補綴治療や歯内療法など，さまざまな要因が考えられる．この場合には義歯からの力も原因となりうる．歯根破折は生活歯よりも失活歯に多い．
（下山和弘先生のご厚意による）

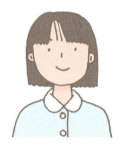

Comment

外力により，歯の硬組織に亀裂や破折をきたした状態です．原因は，転倒，殴打，交通事故やラグビー・柔道などのスポーツなどによる急激な外力と咬合力です．

破折の部位により，「歯冠破折」と「歯根破折」に大別されます．歯冠破折は歯の表面を覆っているエナメル質の不完全な破折（亀裂），エナメル質の破折，エナメル質・象牙質破折に分類され[7]（図18），歯根破折は歯根だけが破折したもの（セメント質と象牙質，歯髄を含む歯根の破折）と歯冠・歯根破折（破折線が歯冠から解剖的歯頸線を含み，歯根に達している破折）に分類されます[7]（図19）．エナメル質・象牙質破折，歯冠・歯根破折では露髄（歯の神経の露出）を伴う破折と伴わない破折とがあります[7]．高齢者では，セメント質剝離がみられることがあります．

肉眼的な所見，エックス線写真，歯の動揺度，歯周組織の状態などで診断を行いますが，明確に診断できないこともあります．治療の基本方針は歯質や歯髄の保存ですが，歯根破折，特に垂直歯根破折では抜歯に至ることが多くなります．

露髄：歯髄は象牙質に覆われているが，う蝕や破折などで口腔内に露出することを露髄という．「神経が出ている」という表現は露髄を意味している．
失活歯：歯髄が死んでいる歯のことである．「神経が死んでいる歯」という表現は失活歯を意味している．
咬頭：歯冠咬合面にある高まりのこと．溝や小さな窩は小窩裂溝とよぶ．
機能咬頭：咀嚼時に対合歯の咬合面窩や辺縁隆線に嚙みこんで食物を粉砕する咬頭．上顎口蓋側咬頭と下顎頬側咬頭が機能咬頭になる．
支台歯：義歯などの可撤性装置ではクラスプなど支台装置のかかる歯であり，クラウンなどの固定性装置では装置を合着または接着する歯である．
セメント質剝離：セメント質が歯根から剝がれる剝離性歯根破折．エックス線写真で診察するが診断は容易ではない．

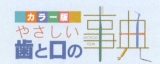

4章

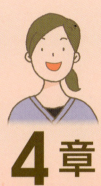

歯の喪失とその治療

1 抜歯の理由

表1 抜歯の適応症[2〜5]

歯周病	水平的な骨吸収が歯根長の2/3以上である歯，歯周ポケットが根尖に達している歯など（図1）
う蝕	高度なう蝕により修復処置が不可能な歯（図2）
根尖病巣	治療不可能な根尖性歯周組織疾患がある歯など
破折	歯冠歯根破折で破折が歯根1/3以上の歯，垂直性の歯根破折など
矯正	矯正歯科治療を行うために抜去が必要となる歯（叢生などの治療のための抜歯）
その他	隣在歯のう蝕や歯周病の原因となる歯（第三大臼歯など），補綴歯科治療のために抜去が必要な歯，悪性腫瘍の放射線治療を行ううえで妨げになる歯など

適切な歯科治療を行うために健全な歯を抜去することがある．

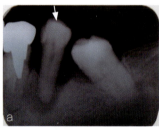
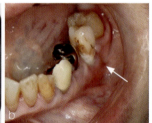

図1　歯周病のために抜歯に至った下顎左側第二小臼歯（↓）
a：エックス線写真では歯根周囲の透過像が明瞭である．透過像は歯根の周囲に歯槽骨がないことを示している．このような状態になると，少しの力で歯がグラグラと動き，上下的にも簡単に動く状態（垂直性動揺）となる．
b：歯根の露出，歯肉の発赤がみられた．

図2　う蝕により抜歯に至った下顎第一大臼歯
左右側の下顎第一大臼歯は歯冠が崩壊し，残根となっている．

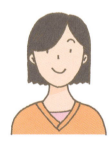

Comment　抜歯の理由としては，歯周病（42%），う蝕（32%），破折（11%），矯正治療（1%）があげられ，その他（13%）のなかには第三大臼歯（智歯）の抜去などがあげられます[1]．歯の保存の可否は，健全歯質の量，歯髄や歯周組織の状態，補綴歯科治療上の要因，患者の全身状態や希望など，さまざまな要因を総合的に判断して決定されます（表1）．歯周病で歯根の周囲の骨（歯槽骨）が吸収し大きく動揺するようになったときや，う蝕のため健康な歯質がほとんどなくなってしまったときには，歯を抜くことになります（図1，2）．

水平性骨吸収：隣接する歯のセメント−エナメル境（歯頸線）を結んだ線と歯槽骨頂が平行に吸収した状態．歯の周囲の骨が歯根方向に同じ程度に吸収した状態である．歯の周囲の一部の骨のみが歯根方向に吸収した状態を垂直性骨吸収という．骨吸収が進むと歯が動揺するようになる（p.75参照）．
叢生：歯並びが悪く，歯が前後的に重なっている状態．乱杭歯，歯がでこぼこに重なった状態，ガタガタに並んだ状態などともいわれる．
垂直性動揺：歯に力を負荷したときに，垂直的（上下的）に動くこと．正常な範囲を超えて動くときには，「垂直性動揺がある」といわれる．垂直性動揺のある歯は抜歯となることが多い．

2 歯を失った場合の治療法

表2 第一大臼歯欠損の一般的な補綴方法 (図は「渡邉, 2017.[6]」より引用)

	ブリッジ	部分床義歯	インプラントの上部構造
咬合力の負担様式[*1]	歯根膜負担	歯根膜粘膜負担	顎骨負担
咀嚼能力	優れる	劣る	優れる
審美性	優れる[*2]	劣る	優れる
隣在歯の歯質切削量	大きい	わずか	ない
外科的手術（骨切削）	不要	不要	必要
違和感	ない	ある	ない
患者による着脱[*3]	着脱不可（固定性）	着脱可（可撤性）	着脱不可（固定性）
保険適用	適用・適用外[*2]	適用・適用外[*4]	適用外[*5]

第一大臼歯は欠損しているが，他の歯・歯列・咬合は健全であることを想定.
*1 咬合力を歯で負担する場合は歯根膜負担，歯と欠損部顎堤で負担する場合は歯根膜粘膜負担という.
*2 優れた審美性・材質の補綴装置は保険適用外となる.
*3 可撤性は患者が着脱できる装置，固定性は着脱できない装置である.
*4 レジン床義歯は保険適用，金属床義歯は保険適用外である.
*5 第一大臼歯欠損症例では保険適用外であるが，特殊な症例では保険適用となる場合がある.

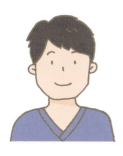

Comment

歯を失うと，①食べる機能（摂食嚥下機能），②正しく発音する機能（構音機能）の障害，③みた目の悪さ（審美障害）などが生じます．歯の喪失を放置したままにすると，周囲の歯（隣在歯・対合歯）が移動し，歯列や咬合状態に悪影響を及ぼします．歯の喪失によって生じる機能的，形態的な不具合を改善し，歯列（歯並び）・咬合（噛み合わせ）を良好な状態に維持します．生活の質（QOL：Quality of Life）を維持・向上させるために，失った歯に代わる人工的な装置（補綴装置）を製作する治療（欠損補綴）を行います．

部分的に歯を失った場合に一般的に製作される補綴装置はブリッジまたは部分床義歯ですが，顎骨に埋入したインプラントを用いて補綴装置を装着する方法もあり，それぞれ特徴が異なります（表2）．インプラントを用いて装着する補綴装置としては，クラウン，ブリッジ，オーバーデンチャーなどがあります．歯をすべて失った顎（無歯顎）には全部床義歯やインプラントを用いたオーバーデンチャーが製作されます．

オーバーデンチャー：歯根やインプラントを義歯床で覆った形態の義歯である．デンチャーとは義歯，入れ歯という意味である．歯根やインプラントに装置を装着することにより維持，支持が改善できる．

3 ブリッジ

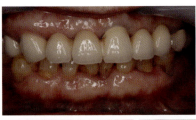

図3 上顎のブリッジ
上顎のブリッジは装着後15年経過しており，形態・機能ともに良好な状態を維持している．

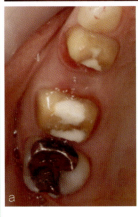

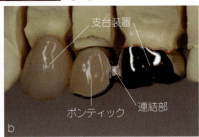

図4 上顎左側第二小臼歯の欠損症例に製作されたブリッジ
a：支台歯形成（鏡面像）．
上顎左側第二小臼歯欠損症例に第一小臼歯と第一大臼歯を支台歯としてブリッジを製作するために支台歯形成を行った．支台歯にう蝕が認められたため，う蝕を除去し，セメントで覆髄処置後に支台歯形成を行った．
b：ブリッジ．
支台歯の上顎左側第一小臼歯には前装冠，上顎左側第一大臼歯には金属冠が支台装置として製作された．

表3 固定性ブリッジの長所・短所

長所	①装置を着脱する必要がない ②異物感が少なく，装着感がよい ③咀嚼能率がよい ④審美性に優れる ⑤構音障害が生じにくい
短所	①支台歯形成が必要である ②欠損部の咬合負担は支台歯が負担する ③適応に制限がある 支台歯の負担能力を超えた設計や延長ブリッジは予後が悪い

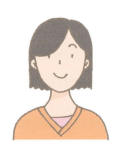

Comment　ブリッジは，1歯から数歯までの欠損に対して，装置を維持・支持するために残存歯やインプラントを支台歯として用いて欠損部を人工歯（ポンティック）で補う装置です．ブリッジは支台装置，ポンティック，支台装置とポンティックをつなぐ連結部で構成されます（図3, 4）．

　ブリッジは取り外しができない固定性が一般的です．固定性で歯根膜負担の装置であることが良好な装着感や審美性といった固定性ブリッジの長所をもたらしています（表3）．

　一方，短所としては，歯質の切削形成のため，う蝕になるリスクが高くなることがあげられます．装着後には時間の経過とともに，支台歯のう蝕，歯髄炎，根尖性歯周炎，歯根破折，支台装置の脱離，前装部の破折などがみられることがあります．

支台歯：クラウンやブリッジなどの補綴装置を維持・支持する歯．
支台歯形成：支台装置を装着するための支台歯形態に歯を切削形成すること．
支台装置：クラウンやブリッジなどの補綴装置を支台歯に連結するための装置で，金属冠や前装冠などが用いられる．

4 部分床義歯

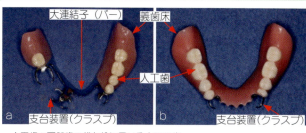

図5 部分床義歯（下山和弘先生のご厚意による）
a：下顎の金属床義歯，b：下顎のレジン床義歯．
義歯床：歯の喪失後に残る堤状の高まり（顎堤）を覆い，人工歯を並べる部分．主要な部分を金属で製作された金属床とレジンで製作されたレジン床がある．

人工歯：天然歯の代わりに用いる人工の歯．
支台装置：義歯などの補綴装置を支台歯に連結するための装置．部分床義歯ではクラスプが多く使われる．
連結子：義歯床，支台装置などの義歯の構成要素を結びつける部分．

表4 金属床とレジン床の比較

	金属床	レジン床
強度	優れる	劣る
異物感	小さい	大きい
熱伝導性	大きい	小さい
吸水性	ない	大きい[*1]
設計の自由度	大きい	小さい
修理	困難な場合がある	容易
保険適用	適用外[*2]	適用

＊1 吸水性が大きいレジン床は汚れやすい．
＊2 全部床義歯で適用される場合がある．

金属床義歯はレジン床義歯に比べて，強度に優れるために破折の危険性が少ない，そのためコンパクトにできるため異物感が少ない，汚れにくく衛生的であるなどの長所をもつ．

表5 部分床義歯の長所・短所（ブリッジと比較した場合）

長所	①可撤性のため清掃性に優れる ②支台歯の削除量が少ない[*1] ③適応範囲が広い 　・1歯欠損から1歯残存まで適応可能 　・骨や軟組織の欠損が大きい場合でも適応可能 ④歯根膜粘膜負担であるため支台歯の負担が軽減される ⑤顎堤の形態変化を義歯床で回復できる ⑥修理が容易である
短所	①異物感が大きく，装着感に劣る ②咀嚼能率が劣る ③審美性に劣る[*2] ④構音障害を起こしやすい ⑤義歯の動揺が支台歯の負担過重や顎堤吸収を招きやすい ⑥不潔になりやすい[*3] ⑦義歯を装着しているという心理的な負担が生じる

＊1 レストシート，ガイドプレーン等の形成のために削除することがある．
＊2 支台装置や義歯床縁が露出することがある．クラスプの金属がみえるので，みた目が悪いという訴えが生じやすい．
＊3 支台装置などの複雑な形態のため清掃が困難となりやすい．支台歯のう蝕や歯周病の罹患リスクが高くなる．義歯が汚れていると，義歯に覆われた粘膜に炎症が生じることがある．

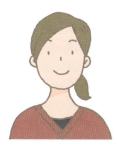

Comment　部分床義歯は，部分的な歯の喪失と歯周組織・歯槽骨の欠損を補うために，歯（残存歯）またはインプラントを支台とする取り外しができる義歯（可撤性義歯）です．義歯床，人工歯，支台装置，連結子から構成されます（図5）．床は，使用材料からレジン床と金属床に分類されます（表4）．少数歯の欠損ではブリッジと部分床義歯の特徴を考慮して製作する補綴装置を決めることになります（表5）．

　義歯が使えなくなる原因は，義歯の破損，義歯の不適合，支台歯のう蝕，支台歯の喪失などがあげられます．義歯を長期間使用するための義歯設計の原則は，①義歯の動揺の最小化（口のなかで動かない），②予防歯学的配慮（義歯と歯を清潔に保ちやすい構造），③破損の防止（壊れない強度を与える）です．

5 全部床義歯

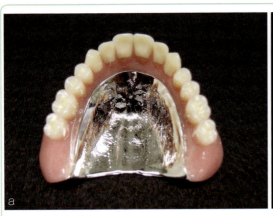
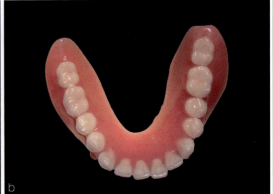

図6 全部床義歯
a：上顎金属床義歯（株式会社杏友会・菱沼裕二様のご厚意による），b：下顎レジン床義歯．

長所	・人工歯排列の自由度が高く，審美的な回復が得やすい ・取り外して清掃が可能である ・取り外して調整や修理が可能である	**表6 全部床義歯の特徴**
短所	・顎堤や咬合の状態によっては維持・安定を得るのが困難である ・咀嚼能率は天然歯よりも劣る ・思わぬときに外れることがある ・義歯を装着していることがストレスになることがある	

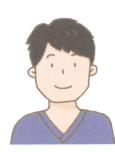

Comment

全部床義歯は，すべての歯を失った上顎または下顎に装着される取り外しができる義歯（可撤性義歯）です．人工歯と義歯床で構成され，床の材料からレジン床と金属床に分類されます（**図6**）．全部床義歯は，咀嚼機能や構音機能を回復し，高齢者のようにみえる顔の変化（老人様顔貌）を若々しい顔貌に改善します．ただし，義歯は粘膜の上に位置しているので，義歯が口のなかで動きやすく噛む能力（咀嚼能率）は天然歯と同じというわけにはいきません（**表6**）．全部床義歯の維持力は，基本的には義歯の粘膜面と顎堤粘膜，その間に介在する唾液により生じます．粘膜面の面積が広いほど，粘膜面と粘膜の適合がよいほど良好な維持が得られます．

義歯を使用していると，顎堤の形態変化や人工歯咬合面の摩耗は避けられず，義歯の不適合や咬合の不調和が生じるため，歯科医師による定期的なチェックと調整が必要です．不適合な義歯を長期間にわたり使用しているとフラビーガムが生じることがあります．義歯性口内炎や口臭を予防するためにセルフケアが重要です．

維持力：義歯の離脱に対して抵抗する力．「維持力が良好である」とは義歯が外れにくい状態．
支持：咬合力による義歯の沈下に抵抗する作用．「支持が良好である」とは噛んでも痛みが生じない状態．
フラビーガム：上顎前歯部などにみられる可動性の大きい組織．義歯の維持・支持が低下する要因となる．こんにゃく状，ぷよぷよの状態などと表現されている．
義歯性口内炎：カンジダ菌の感染などによって義歯装着者の口腔内に起こる炎症．義歯を清潔に保つことが予防になる．

6 義歯の着脱方法

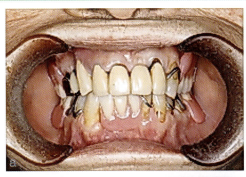
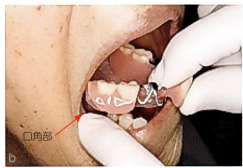
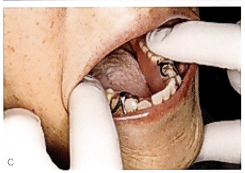

口角部

図7 義歯の着脱方法
a：義歯の位置を確認する．
欠損部と人工歯部，支台歯，クラスプなどの支台装置の位置関係を確認する．
b：大きな義歯は回転させながら出し入れを行う．
唇はリラックスした状態で，義歯を回転させながら口角部を通過させる．
c：指で所定の位置に装着する．このとき，噛んで押し込んではいけない．

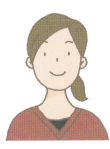

Comment　新しい義歯を装着するときには，歯科医師が着脱方法についての指導を行います．最初は取り外しが難しい義歯でも，慣れるに従ってしだいに短時間で着脱ができるようなります．介護者が要介護者の義歯着脱を行う場合にも，歯科医師より義歯の着脱・管理方法についての指導を受けることが大切です．

　介護者が着脱を行う際には，痛みや不快感を与えないように注意することが大切です（図7）．口唇の緊張を避けリラックスしてもらいます．口を軽く開いた状態で取り外しを行うとよいでしょう．取り外しの際は，クラスプなどの支台装置（p.83参照）によって粘膜を傷つけないように，また義歯と顎堤の間に頬粘膜を巻きこまないように注意して行います．

全部床義歯：総入れ歯，総義歯ともいわれる．
部分床義歯：部分入れ歯，部分義歯ともいわれる．
クラスプ：部分床義歯（部分入れ歯）を口腔内で動かないようにする金属製の装置．「ばね」といわれることがある．「入れ歯を入れると金属がみえる」というのは多くの場合クラスプがみえているためである．

7 清掃方法と就寝時の保管方法

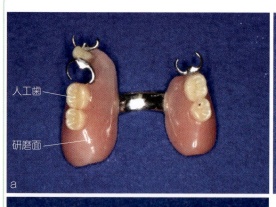
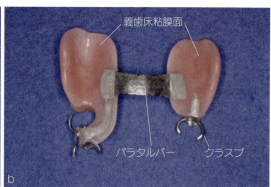
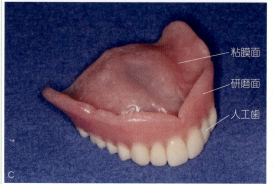

図8 汚れが付きやすい部位
a：部分床義歯（咬合面観）．
b：部分床義歯（粘膜面観）．
c：全部床義歯．
部分床義歯ではクラスプなどの支台装置，粘膜面，特に凹面を丁寧に清掃する．
全部床義歯では粘膜面，特に凹面を丁寧に清掃する．
（下山和弘先生のご厚意による）

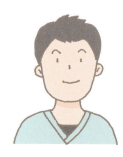

Comment

義歯用ブラシによる機械的清掃と義歯洗浄剤による化学的清掃を行います（第2章参照）．部分床義歯では，歯と接している部分と顎堤粘膜と接している粘膜面に汚れが残りやすいので丁寧に清掃します．歯と義歯の適切な清掃によってう蝕，歯周病，義歯性口内炎などが予防できます．全部床義歯では顎堤粘膜と接している粘膜面に汚れが残りやすいので丁寧に清掃します．たとえ歯がなくても口臭や義歯性口内炎を予防するために義歯を清潔に保つことが大切です（図8）．

義歯が触れている粘膜を休ませるために，夜間には義歯を外して就寝することが望ましいとされています．その際には義歯用ブラシで義歯の汚れを落とし，義歯洗浄剤に一晩浸漬しておくとよいでしょう．

しかしながら，上下の歯を無意識にこすりあわせる（グラインディング），くいしばる（クレンチング）といった習癖をもつため残存歯に大きな負担が生じる場合，義歯を取り外すと下顎の歯が上顎の顎堤に嚙みこんで粘膜の損傷を起こす場合などは，歯科医師の指示に基づいて夜間に義歯を装着したままで就寝する場合があります．その場合には，義歯と口腔内の徹底した清掃が前提になります．

8 デンチャーマーキング

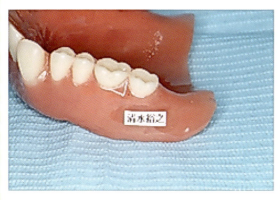

図9 デンチャーマーキング（義歯の名前入れ）

- 識別が容易である
- 義歯の強度を低下させない
- 審美的な問題が生じない
- 長期的に安定である
- 方法が簡単で安価である

表7 デンチャーマーキングのおもな要件
フルネームで名前入れを行うと所有者がわかりやすい．義歯表面に名前入れを行う方法と義歯床の内部に名前入れを行う方法がある．名前を入れる場所は，口を開いてもみえない臼歯部に行うのが一般的である．

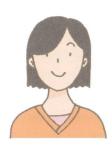

Comment　デンチャーマーキング（義歯の名前入れ）は集団で生活している施設などで，置き忘れられた義歯の所有者を特定するのに有効です（図9）．介護が必要な方が義歯を何らかの理由で紛失してしまうと，通院が困難であるなどの理由で義歯製作を断念し，義歯を装着しないまま生活するといったことが起こりがちです．義歯を装着しないままでは食事を楽しめず，栄養も十分に摂取することが難しくなります．また会話でも不都合が生じます．

　義歯の名前入れにはいくつかの方法が紹介されていますが，義歯には影響を与えないように名前入れが行われています（表7）．「義歯の名前入れ」は義歯を製作した歯科医師に相談するとよいでしょう．

　なお，口から外した義歯をティッシュペーパーで包み，枕元やテーブルなどに置いてはいけません．家族がゴミと思い捨ててしまうということがよく起こります．義歯は専用容器に保管しましょう．

9 義歯安定剤

表 8 義歯安定剤の使用上の注意

- 必要最小限の量を使用する.
- 厚みが均等になるようにする.
- 義歯および口腔内を清潔に保つ.
- 義歯安定剤を除去してから清掃を行う.
- 歯や粘膜に付着した義歯安定剤も除去する.
- 新たに義歯安定剤を義歯に使用するときには,古い義歯安定剤を除去する.

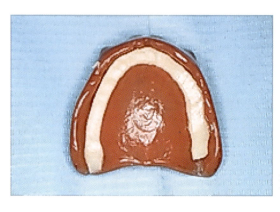

図 10 義歯安定剤の不適切な使用例
不適切な使用はかえって害をもたらす.使用説明書に従って使用することが大切である.

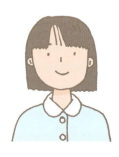

Comment　義歯安定剤は,義歯床と顎堤の間に介在させ,維持・安定を改善するために使われる材料です(表 8).「著しく骨が吸収した状態(顎堤の吸収・形態不良)」や「唾液がない状態(口腔乾燥)」などの義歯使用に不利な口腔内状態の高齢者では有効であると推奨されています[13].ただし,使用方法を誤ると問題が生じることが指摘されており,歯科医師の管理のもとで短期間使用することが望ましいとされています[12].

　適合や咬合関係などに大きな問題がない義歯に使用するのが本来の使用方法です.しかし,適合状態が著しく悪い義歯や人工歯がすり減って噛み合わせが悪くなっている義歯に使われているのが現状です.多くの使用者が不適切な方法で使用しており(図 10),これにより義歯の維持・安定が改善されず,口のなかが不潔になり,かえって顎堤吸収を招く危険性も指摘されています.義歯に不満がある場合には自己判断で義歯安定剤を使用することなく,歯科医師に調整をしてもらうことを第一に考えます.

顎堤:顎堤とは,歯を抜いたあとにできる粘膜に覆われた骨の高まりのことである.顎堤を覆う粘膜を顎堤粘膜という.歯を抜いた部位は人工歯によって形態や機能を補う.顎堤が吸収して平坦になってくると顎堤による義歯の維持や安定が悪くなり,義歯が動きやすくなる.

10 インプラント義歯の特徴

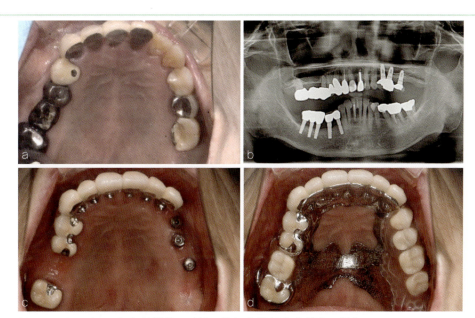

図11 インプラント上部構造の破損に伴う上顎部分床義歯の製作
a：初診時の口腔内写真．上顎左側第一小臼歯・第二小臼歯・第一大臼歯部のインプラント上部構造の破損，上顎右側第一小臼歯・第二小臼歯・第二大臼歯部の補綴装置（ブリッジ）の破折と不適合がみられる．
b：初診時のパノラマエックス線写真．インプラント体は上顎左側第一小臼歯から第一大臼歯に相当する部位，下顎右側第一小臼歯から第二大臼歯に相当する部位に埋入されていた．
c：上顎左側第二小臼歯部インプラント体に装着したアタッチメント．高齢であり，インプラント体の植立方向が悪いため，上顎左側第二小臼歯部インプラント体のみに維持・安定を求めた．
d：新たに製作した部分床義歯．義歯の維持力はおもに上顎右側第二大臼歯，第二小臼歯，上顎左側第二小臼歯部インプラント体による．

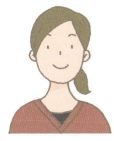

Comment　インプラント義歯は，顎骨表面あるいはその内部に設置された人工的構造物（インプラント体）から支持・把持・維持を得る義歯です[14]（図11）．

インプラント体の上に製作する補綴装置をインプラントの上部構造とよびます．上部構造にはブリッジやオーバーデンチャーが製作されます．ブリッジではインプラントが咬合力を負担します（インプラント体支持，顎骨支持）．オーバーデンチャーではインプラント・粘膜が咬合力を負担します（インプラント体・粘膜支持，顎骨・粘膜支持）．

全部床義歯と比較すると，①良好な維持・安定，②義歯による咀嚼力の向上，③床面積を少なくできることによる発音障害の少なさなどの長所があります．短所としては，①全身状態や顎堤状態などによっては治療の対象にならない場合があること，②外科手術が必要であること，③インプラント周囲炎の予防のために徹底した口腔清掃と咬合の管理が必要であることなどがあげられます．

11 インプラントは周囲の炎症とインプラント義歯の管理

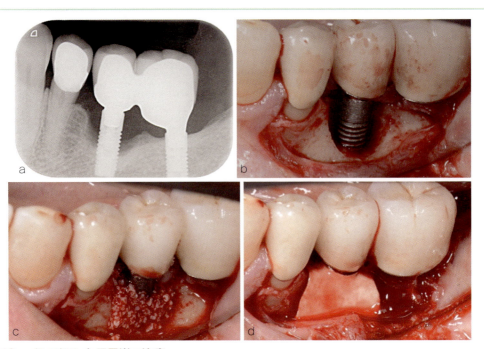

図12 インプラント周囲炎の治療
a：下顎左側大臼歯部のエックス線写真．
　下顎左側大臼歯部へのインプラント体埋入後5年経過しており，インプラント体周囲の骨に吸収が認められた．
b：外科的療法．
　不良肉芽を除去し，エアーアブレーションと炭酸ガスレーザーによるデブライドメントを行った．
c：自家骨とBio-Oss（Geistlich）の混合物の設置．
d：バリアメンブレンとしての吸収性膜の設置．

Comment

　インプラント周囲の炎症は，炎症が軟組織に限定されている「インプラント周囲粘膜炎」と炎症が周囲の骨にまで及んだ「インプラント周囲炎」の二つに分けられます（図12）．炎症の原因は歯周病原細菌などの口腔常在菌の感染とインプラントにかかる過剰な咬合力です．

　これらの予防には，徹底した口腔清掃と咬合の管理が必須です．そのため，メインテナンスでの来院時には，プラークコントロールの状態，インプラント周囲の粘膜の状態，咬合接触状態，上部構造やインプラント体の破損の有無，上部構造を固定するスクリューの緩み・破損の有無などを検査します．

　インプラント周囲炎の基本的な治療として，①プラークの機械的な除去，②殺菌剤の応用，③抗菌薬投与などにより原因菌の除去が行われます．

メインテナンス：治療によって回復した状態を長期に維持するための管理．
デブライドメント：炎症の原因となるプラークや歯石，炎症によって形成された不良肉芽組織などを除去すること．
バリアメンブレン：歯肉の侵入や移植材の移動を防ぐために設置する膜（遮断膜）．

5章

粘膜その他の疾患と治療

1 口腔粘膜疾患の概説

表1 粘膜の色調変化と粘膜疾患 (井上ほか, 2010.[1] をもとに作成)

白い変化を主症状とするもの	白板症, 口腔扁平苔癬, アフタ (アフタの中心部), 口腔カンジダ症, 口腔がん (扁平上皮がん)
赤い変化を主症状とするもの	口腔扁平苔癬, アフタ (アフタの外側部), 口腔カンジダ症 (紅斑性), 紅板症, 正中菱形舌炎, 多形滲出性紅斑, 天疱瘡
黒い変化を主症状とするもの	メラニン色素沈着症, 色素性母斑・黒子, 悪性黒色腫, 血腫, 外来性色素沈着, 黒毛舌
黄色い変化を主症状とするもの	疣贅性黄色腫, 脂肪腫, フォーダイス斑
暗紫色の変化を主症状とするもの	ガマ腫・粘液嚢胞, 血管腫

アフタ：アフタ性口内炎 (次項参照).
口腔扁平苔癬は炎症性の角化病変であり, 臨床的にはさまざまな症状を呈するが, 代表的なものでは白斑と紅斑が混在する.

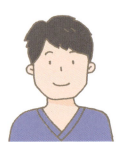

Comment　口腔粘膜に現れる症状には口腔内に原因のある疾患のみならず, 全身疾患の部分症状として現れる場合も多々あります. 口腔粘膜においては同じ疾患でも症状に多くのバリエーションがあり, また, 症状が似ている疾患が多いため, 鑑別診断が困難な場合も少なくありません. 色や形, 疼痛の有無, 大きさ, 数, 部位, 経時的な変化などを観察します. 特に色調による鑑別 (表1) は有用であるとされています.

　口腔内は直接みることができるため, 日常生活のなかで観察することで粘膜の異常を発見しやすいという特徴があります.

　また, 高齢者, 介護が必要な方 (要介護者) では全身状態の不良, 免疫力の低下, 唾液分泌機能の低下, 口腔内の清掃状態の不良などにより口腔粘膜疾患が増加します. 介護をしている方 (介護者) は日常のケアの際に口腔を観察するとよいでしょう.

2 口内炎

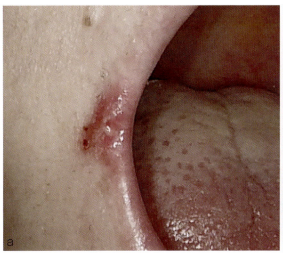
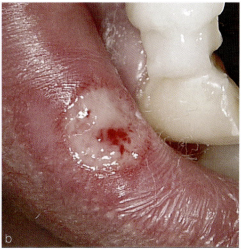

図1 口内炎
a：口角炎，b：アフタ性口内炎．

Comment

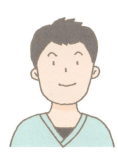

　口内炎は口腔内にびらん，潰瘍，水疱などが生じる炎症性疾患の総称であり，口角に限局している場合は口角炎（図1-a），舌に限局している場合は舌炎とよびます．

　アフタ性口内炎は通常2〜10 mm程度の境界が明瞭な円形または楕円形の浅い潰瘍です．痛みを伴い，表面は灰白色の偽膜で覆われ，潰瘍周囲に帯状の紅暈を伴います（図1-b）．原因は明らかではありませんが，通常1〜2週間で自然に治ります．触ると痛みが強いため，食事の際や口腔ケアを行う際には接触しないように注意し，刺激の強い食品を避けます．

　また，頰や舌の咬傷，歯の鋭縁や不良補綴装置などによる刺激によっても口内炎が発症することがあります．義歯による機械的刺激により義歯床粘膜面と接する粘膜に生じる炎症と痛みを伴う潰瘍を義歯性潰瘍といいます．

偽膜：壊死に陥った粘膜の表面に壊死細胞や血漿が加わり形成された膜状物．
紅暈：丘疹や水疱などのまわりにできた赤い斑．炎症の程度などにより色調は異なる．
咬傷：咀嚼中などに誤って頰や舌を嚙むことがあり，このときにできた傷を咬傷という．

3 口腔カンジダ症

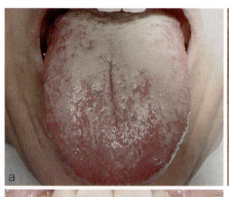
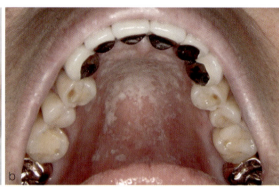
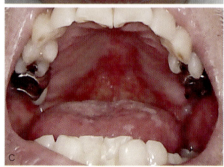

図2　口腔カンジダ症
a, b：偽膜性口腔カンジダ症.
c：紅斑性口腔カンジダ症.

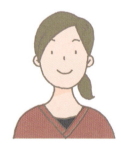

Comment

　口腔内に常在する真菌（カンジダ・アルビカンス，Candida albicans など）によって引き起こされる口腔粘膜の疾患です．免疫能低下，抗菌薬などによる菌交代現象などが原因とされていますが，口腔の清掃状態の不良も原因とされています．治療としては抗真菌薬の使用，全身状態の改善，義歯や口腔内の清潔保持などがあります．

　この疾患は，偽膜性口腔カンジダ症（図2-a，b），紅斑性口腔カンジダ症（図2-c），肥厚性口腔カンジダ症に分類されます．偽膜性口腔カンジダ症では偽膜（白苔）が形成されますが，これはガーゼなどで簡単に除去できます．紅斑性口腔カンジダ症では粘膜が発赤し，灼熱感や疼痛が生じます．舌では舌乳頭の萎縮や平滑舌がみられます．義歯床下粘膜に発赤が認められる義歯性口内炎はカンジダ・アルビカンス（Candida albicans），カンジダ・グラブラータ（Candida glabrata）の感染などによって起こります．肥厚性口腔カンジダ症では，口腔粘膜が厚く硬くなり，腫瘤や白板を形成します．白板症（p.97 参照）や扁平苔癬といった別の病気との鑑別が必要です．

灼熱感：灼けるように熱くひりひりするような感じ．
平滑舌：舌乳頭（p.10）が萎縮し平滑になった舌．舌全体が赤くツルツルになる．
白板：口腔粘膜表面の角化が亢進し白くなったもの．白色の板状の角化性病変．

4 帯状疱疹

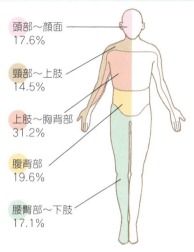

図3 発症部位〈マルホ株式会社（川島眞監修）：https://www.maruho.co.jp/kanja/taijouhoushin/about.html（石川博康ら：日皮会誌，113（8），1229（2003）を改変）〉

- 頭部〜顔面 17.6%
- 頸部〜上肢 14.5%
- 上肢〜胸背部 31.2%
- 腹背部 19.6%
- 腰臀部〜下肢 17.1%

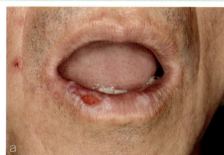
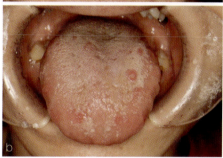

図4 帯状疱疹
（小杉真智子先生のご厚意による）
a：右側の口唇と頰に現れた帯状疱疹．
b：左側の舌に現れた帯状疱疹．

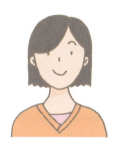

Comment　水痘・帯状疱疹ウイルス（VZV：varicella zoster virus）によって生じるウイルス性疾患です．VZVの初感染で水痘（水ぼうそう）になりますが，その後脊髄後根神経節に潜伏感染し，症状がないまま経過します．細胞性免疫能が低下したときにウイルスが再活性化され，特定の神経支配領域の皮膚に水疱が左右のいずれか片側に（片側性），帯状に形成されます．顔面は発症しやすい部位の一つです（図3）．顔面領域では三叉神経支配領域に多く認められ，三叉神経第2枝（上顎神経），第3枝（下顎神経）が冒されると口腔領域に水疱が生じます（図4）．強い痛みを伴うことが多く，水疱は破れてびらん，潰瘍になります．

脊髄後根神経節：脊髄の後根にある神経節（神経細胞の集まり）で，末梢からの感覚情報は脊髄後根神経節で中継される．

細胞性免疫：活性化したキラーT細胞やナチュラルキラー細胞による標的細胞の破壊やマクロファージなどの食細胞による微生物に対する防御反応．

三叉神経：脳神経の一つで，眼神経（第1枝），上顎神経（第2枝），下顎神経（第3枝）に分岐する．感覚性および運動性の線維を含み，顔面の皮膚や口腔粘膜などの感覚，咀嚼筋などの筋の運動を支配する．

5 口腔がん

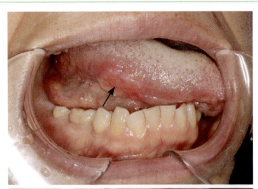

図6 歯肉がん
（下山和弘先生のご厚意による）
1年前に白板症と診断されていた症例である．

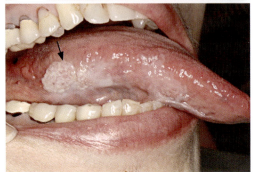

図5 舌がん
（下山和弘先生のご厚意による）

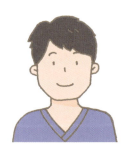

Comment

口腔内に生じる悪性腫瘍では肉腫はまれで，ほとんどが扁平上皮がんです．発生頻度は舌が高く，次いで歯肉となっています（図5, 6）．症状はさまざまであり，表面の特徴から白斑型，肉芽型，腫瘤型，潰瘍型などに分けられます．硬結は口腔がんの特徴です．喫煙，アルコール，歯の鋭縁や不良補綴装置からの機械的な刺激などが関係するといわれています．

口腔粘膜疾患のなかには，正常組織に比べがん化しやすい前がん病変（白板症，紅板症など）があります．

扁平上皮がん：扁平上皮のある皮膚，口腔，食道などに好発する悪性腫瘍で，上皮性の悪性腫瘍である．
肉腫：筋肉，血管，骨などの非上皮性細胞由来の結合組織細胞に発生する悪性腫瘍．皮膚の表皮，消化管の粘膜などの上皮性細胞からなる悪性腫瘍をがん腫という．
硬結：本来軟らかい組織が硬くなった状態．たとえば舌を触診したときにしこりに触れると「硬結がある」という．

6 白板症と紅板症（紅斑症）

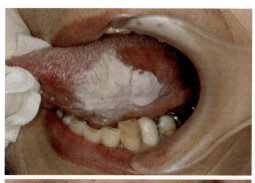
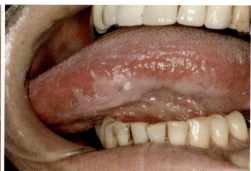
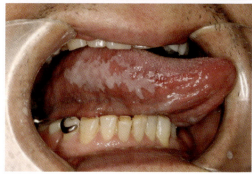

図7 白板症
（小杉真智子先生のご厚意による）

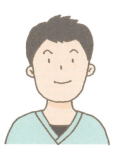

Comment

　白板症とは，摩擦によって除去できない白色の板状あるいは斑状の角化性病変で，臨床的ならびに病理組織学的に他のいかなる疾患にも分類されないものを指します（WHO, 1978）．不良補綴装置や歯の鋭縁による機械的刺激，喫煙やアルコールなどによる化学的刺激が関係するといわれています．頬や舌などにみられ，前がん病変の代表的なものです（図7）．通常，白板症では硬結は触知せず，硬結がある場合には悪性化を疑います．

　紅板症とは，ビロード状の紅斑を呈し，臨床的にも組織学的にも，ほかの疾患に分類されないものを指します．悪性化する可能性が高いため，注意して経過観察を行っていく必要があります．

組織学：光学顕微鏡などを用いて，正常な人体の細胞や組織を観察して研究する学問．病的な細胞や組織を対象とする学問は病理学である．
紅斑：毛細血管の拡張（充血）などが原因で，皮膚や粘膜が赤くなった状態．

7 扁平苔癬

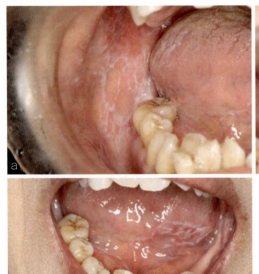
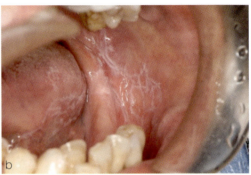

図8 扁平苔癬
（小杉真智子先生のご厚意による）
a：頬にみられる扁平苔癬.
b：頬および舌にみられる扁平苔癬.
c：舌にみられる扁平苔癬.
いずれもレース状の白色線状病変である.

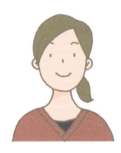

Comment 皮膚または粘膜，あるいは皮膚と粘膜にも発症する，角化性で炎症を伴う難治性病変（図8）です．左右が対称で（左右対称性），レース状の白色線状の病変で，頬粘膜に好発します．まれに悪性化します．原因が不明なものが多く，歯科用金属による接触性アレルギーが関与する場合があるといわれています．

角化性：表皮の角化細胞が角質細胞になるまでの過程を角化という．口腔内に白斑を生じる病変は角化性病変と非角化性病変に大別される．角化性病変には白板症や扁平苔癬が含まれる．角化性病変は角化が亢進しており，粘膜より隆起し粘膜を擦っても剝離できない．
好発，好発部位：発生頻度が高いこと．「好発部位は頬粘膜である」という表現は「発生する頻度が高い部位は頬粘膜である．頬粘膜によく発生する」という意味になる．

8 良性腫瘍

表2 良性腫瘍と悪性腫瘍の相違

	良性腫瘍	悪性腫瘍
発育速度	遅い	速い
発育形式	圧排性，膨張性	浸潤性
境界	明瞭	不明瞭
転移	なし	あり

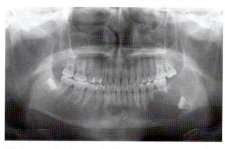

図9 エナメル上皮腫（エックス線写真）
（小杉真智子先生のご厚意による）
下顎左側臼歯部に大きな透過像が認められる．

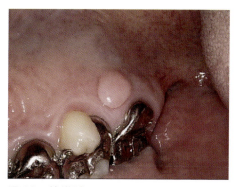

図10 線維腫

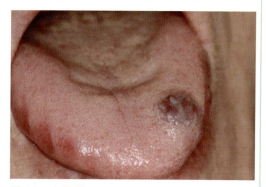

図11 血管腫（小杉真智子先生のご厚意による）

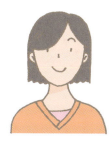

Comment

良性腫瘍は，歯原性腫瘍と非歯原性の腫瘍に分けられます．

歯原性腫瘍はエナメル上皮腫，歯牙腫など，歯を形成する組織に由来する腫瘍の総称で，一般に顎骨内部から発生し，多くは良性です．歯原性腫瘍ではエナメル上皮腫の頻度が高くなっています．エナメル上皮腫は顎骨に発生する良性の歯原性腫瘍で，下顎大臼歯部から下顎枝にかけての部位が好発部位となっています（図9）．

非歯原性腫瘍は歯の組織とは関係しない腫瘍の総称です．非歯原性腫瘍には乳頭腫，線維種（図10），血管腫（図11），脂肪腫，リンパ管腫など，多くの種類があります．

良性腫瘍は発育が緩慢で，境界が明瞭であり，所属リンパ節への転移はなく，一般的に予後は良好ですが，悪性に転化することがあります（表2）．

9 薬物性歯肉増殖症

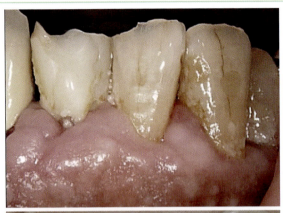

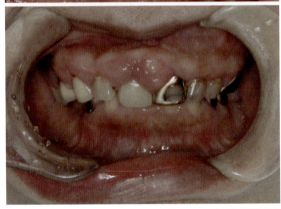

図12 ニフェジピンによる歯肉増殖症

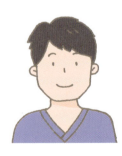

Comment　薬の副作用により起きる歯肉の増殖のことで，おもに抗けいれん薬（フェニトイン），カルシウム拮抗薬（ニフェジピン），免疫抑制薬（シクロスポリンA）の服用により生じます．歯間乳頭部の無痛性の歯肉肥大から始まり，歯を覆うほどにまで成長する場合もあります（図12）．歯周炎の併発も多くみられます．服用薬剤の変更を主治医と相談することになりますが，服用薬剤の変更ができないこともあります．プラークコントロールを徹底することが重要です．プラークコントロールを行ったうえで症状が改善されない場合には，歯周外科手術を含めた歯周治療が行われます．

歯周外科手術：ブラッシング指導とスケーリング・ルートプレーニングなどの歯周基本治療を行っても深い歯周ポケットが残っている場合，歯肉の形態異常がある場合などが歯周外科手術の適応となる．歯周外科手術には組織付着療法，切除療法などが含まれる．

10 骨隆起（外骨症）

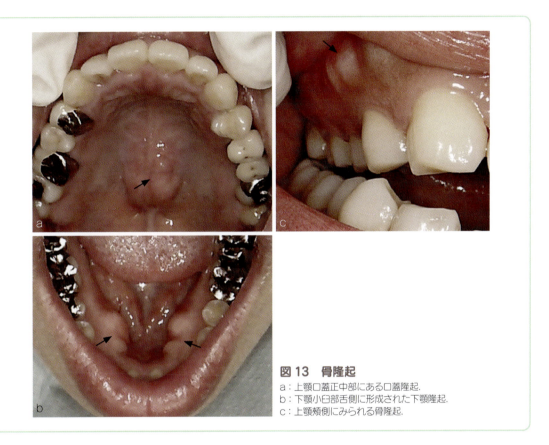

図13 骨隆起
a：上顎口蓋正中部にある口蓋隆起．
b：下顎小臼歯舌側に形成された下顎隆起．
c：上顎頰側にみられる骨隆起．

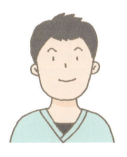

Comment 良性の骨性の腫瘤で，噛んだときに歯に加わった咬合力が骨に伝わり骨が増生したものとされています．上顎口蓋正中部に形成される口蓋隆起と下顎舌側に形成される下顎隆起があり，ときに頰側にも形成されます（図13）．骨隆起は義歯装着の障害となることがあります．

腫瘤：日常的にはしこりといわれるもので，周囲組織と異なる塊，限局性の腫脹をさす．

11 義歯性線維腫とフラビーガム

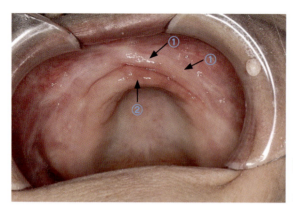

図14 義歯性線維種（①）とフラビーガム（②）
（下山和弘先生のご厚意による）

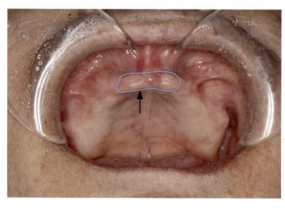

図15 上顎前歯フラビーガム（囲み部）
フラビーガムは軟らかく，わずかな力で変形する．
ぶよぶよしていると表現されることがある．
（下山和弘先生のご厚意による）

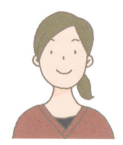

Comment　義歯性線維腫とは，義歯床縁が慢性的に機械的な刺激を粘膜に与えることによって生じる炎症性の増生です（図14）．

　フラビーガムは，コンニャク状顎堤ともいわれる可動性の大きい組織です（図14，15）．不適切な義歯の長期使用により歯槽骨が吸収し，粘膜下組織が増生したものです．下顎前歯が上顎義歯を下から突き上げることにより，上顎の義歯を介して上顎前歯部に生じることが多く，義歯の維持・支持の障害となります．

12 口腔乾燥症とその治療

表3 口腔乾燥症（ドライマウス）の分類 （日本口腔粘膜学会, 2008.[4], 中村, 2009.[5] をもとに作成）

1 唾液腺自体の機能障害によるもの
1) シェーグレン症候群 2) 放射線性口腔乾燥症 3) 加齢性口腔乾燥症 4) 移植片対宿主病（GVHD） 5) サルコイドーシス 6) 後天性免疫不全症候群（AIDS） 7) 悪性リンパ腫 8) 特発性口腔乾燥症
2 神経性あるいは薬物性のもの
1) 神経性口腔乾燥症：恐怖, 興奮, ストレス, 抑うつなどの精神状態, 脳炎, 脳腫瘍, 脳外傷などの中枢性病変, 顔面神経上唾液核や顔面神経分泌枝の障害などの唾液分泌の神経系の障害などがある. 2) 薬物性口腔乾燥症：向精神薬, 抗不安薬, 抗うつ薬, 抗コリン鎮痙薬, 制吐薬, 抗ヒスタミン薬, 降圧薬, 利尿薬などを服用している.
3 全身代謝性口腔乾燥症
熱性疾患, 発汗過多, 脱水症, 下痢, 尿崩症, 糖尿病, 甲状腺機能亢進症, 心不全, 腎機能不全, 貧血, 過度のアルコール飲用, 過度の喫煙などがある.
4 蒸発性口腔乾燥症
・口呼吸（副鼻腔炎や習慣性など）, 過呼吸, 開口, 摂食嚥下障害などを有し, 口腔の環境変化による水分蒸発といった局所的代謝異常がある. ・自覚的ならびに他覚的口腔乾燥症状がある. ・唾液分泌量の減少あるいは唾液腺機能低下がない.

※心因性口腔乾燥症は歯科心身症として扱う.

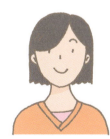

Comment

　口腔乾燥症（ドライマウス）とは, 唾液分泌の阻害, 減少により口腔粘膜が乾燥した状態を表した症状名[2], 口腔乾燥感を訴える状態と唾液分泌量が減少している状態, 口唇の閉鎖不全や口呼吸により口腔内が乾燥した状態などをすべて含めた病名などとされています.

　原因（表3）はさまざまですが, 高齢者では唾液腺の退行性変化に加え, 多剤服用や全身疾患の影響により唾液分泌量が減少しやすくなっています. また, ストレスにより交感神経優位となると, 唾液分泌量は減少して粘性の高い唾液が分泌され, ネバネバ感が増します.

退行性変化：細胞や組織の変性, 壊死のこと. 病的な状態に進んでいき, 機能の低下が起こる. 変性は原因がなくなれば元の状態の戻るが, 壊死では元に戻ることはない.
多剤服用：複数の疾患に抱え, 多くの薬剤を服用することになることがある. 多くの薬を服用することを多剤服用（多剤併用）という. 副作用として唾液分泌を低下させる薬は多く, 多剤服用によって唾液分泌が低下し, 口腔が乾燥するというリスクが高まることが知られている.

表4　口腔乾燥症への対応

アズレン製剤の使用	粘膜が傷つきやすいため刺激の強い洗口剤の使用を避けるように指示し，上皮形成促進作用のあるアズレン製剤の処方を行う．
薬の減量・変更	服用薬剤の変更，減量について主治医と相談を行う．
水分補給	適度な水分補給を行う．
保湿	人工唾液，口腔保湿剤を用いる．必要に応じてモイスチャープレートとよばれる口腔内装置を製作する．
加湿	就寝時，部屋が乾燥している場合には部屋の加湿も検討する．過度の加湿はカビ増殖の原因となるため注意が必要である．
薬物療法（西洋薬）	シェーグレン症候群や放射線治療後の唾液分泌障害に対して，セビメリン塩酸塩水和物（サリグレン，エボザック）やピロカルピン塩酸塩（サラジェン）といった治療薬がある．
薬物療法（漢方薬）	白虎加人参湯，麦門冬湯，八味地黄丸，五苓散，滋陰降火湯，十全大補湯などの漢方薬も使用される．
口呼吸への対応	マスクの着用やいびきの治療などを行う．
生活習慣の改善	ストレスや短時間の睡眠は自律神経の乱れを招く．生活習慣の改善により唾液が出やすい体質にする．
唾液腺への刺激	唾液腺マッサージや口腔体操，口腔粘膜ケアを行う．
全身疾患の治療	糖尿病，鼻閉塞やアデノイド，睡眠時無呼吸症候群などの治療を行う．更年期障害では口腔乾燥感を訴える．
歯科的対応	口腔機能低下により唾液分泌量は減少する．う蝕治療や欠損補綴治療は必要である．前歯部開咬症がある場合，習癖の改善，必要に応じて矯正治療，口腔筋機能療法を行う．
随伴症状への対応	口腔カンジダ症，味覚障害，口腔内の灼熱感，口内炎などがみられる．それぞれの治療を並行して行う．

　　口腔乾燥症の原因はさまざまであるため，問診，口腔内診査，唾液分泌量測定（安静時および刺激時），口腔粘膜の湿潤度検査などを行い，総合的に判断されます．

　　問診では口腔乾燥を発症した状況や口腔内の症状などとともに全身疾患，服用薬剤の確認を行います．口腔内診査では口腔内の乾燥状況や歯・義歯の状況，口腔機能を評価します．安静時唾液量は吐唾法などで，刺激時唾液量はガム法やサクソン法などで測定します．口腔粘膜の湿潤度は口腔水分計ムーカス（ライフ）を用いる方法があります．また，必要に応じて他科（内科，眼科）への検査依頼を行う場合もあります．

　　口腔乾燥症に対しては，原因・症状に応じて治療が行われます（**表4**）．

安静時唾液：安静を保っているときに出る唾液．安静を保っているときに出てくる唾液を紙コップなどに吐き出してもらい，その量を測定する方法を吐唾法という．
刺激時唾液：咀嚼やクエン酸などで刺激を与えたときに出る唾液．ガムを噛んだときに出る唾液量を測定する方法がガム法，乾燥したガーゼを噛む方法がサクソン法である．

13 舌痛症とその治療

表5 舌痛の原因（安彦, 2016.[6]；山崎, 2015.[7]をもとに作成）

1. 器質的変化を伴うもの

(1) 炎症：ウイルス感染症，口腔カンジダ症，梅毒，結核
(2) 口腔粘膜疾患：地図状舌，口腔扁平苔癬，白板症，アフタ，天疱瘡
(3) 腫瘍：悪性腫瘍
(4) 外傷：褥瘡性潰瘍（不良補綴装置，歯の鋭縁など），咬傷，熱傷，放射線障害
(5) 貧血：鉄欠乏性貧血，悪性貧血
(6) 口腔乾燥症：シェーグレン症候群，糖尿病，加齢，薬物性
(7) アレルギー：芳香，染料物質，歯科用金属のアレルギー反応
(8) 栄養欠乏：鉄，亜鉛，葉酸，サイアミン，リボフラビンなどの栄養素の不足
(9) 胃酸の逆流：胃食道逆流
(10) 内分泌障害：糖尿病，甲状腺機能低下症
(11) 薬物療法の影響：ACE阻害剤の副作用

2. 器質的変化を伴わないもの

(1) 神経痛：三叉神経痛，舌咽神経痛
(2) 顎関節疾患や扁桃腺疾患の関連痛
(3) 狭心症などの関連痛
(4) ガルバニズム
(5) 情緒障害：うつ病，がんへの不安や恐怖
(6) 舌痛症

＊従来，舌痛症とされている疾患は，舌以外の口腔粘膜の灼熱感を覚える疾患として国際頭痛学会による国際頭痛分類で口腔内灼熱症候群（BMS：Burning Mouth Syndrome）とされる．

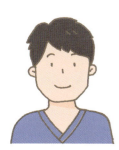

Comment

　舌の痛みはさまざまな原因によって起こりますが，舌に器質的変化を伴うものと伴わないものに大別されます（表5）．診断の際には，カンジダ症，悪性腫瘍（舌がん），外傷などの器質的変化の有無について診査が行われます．このとき，原因が複数にわたることもあるので詳細に診査する必要があり，器質的変化がある場合には原因に応じた治療が行われます．

　舌に明らかな器質的変化がないものの代表は「舌痛症」です．これは，「舌痛を主訴とし，他覚的に異常所見が認められず，また，臨床検査でも特に異常値が認められないにもかかわらず舌に慢性持続的な表在性，限局性自発痛を舌に訴えるもの（日本歯科心身医学会，1984年）」と定義されます．舌痛症の特徴として，舌縁や舌尖部に生じる灼熱感（ピリピリ感，ヒリヒリ感など），食事や会話時の舌の痛みの軽減・消失，午後・夕方における痛みの増悪傾向などがあげられます．舌痛症の患者は舌がんの恐怖を訴えることも多く，精神的なケアも必要となります．一般的には心理療法，薬物療法（漢方薬，抗不安薬，抗うつ薬，唾液分泌促進薬など）などを組み合わせて治療を行います．精神科医などとの連携が必要となることもあります．

14 舌苔の除去

表6 舌清掃の効果

①口腔環境を維持・向上させる	・口臭の軽減と予防 ・口腔内の細菌数の減少による間接的な歯周病，う蝕，誤嚥性肺炎の予防
②口腔機能の維持・向上，リハビリテーション	・唾液分泌促進 ・舌の機能回復 ・味覚の保持・回復

a
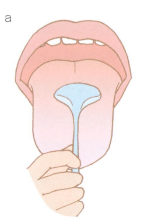

b-1
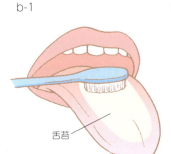
舌苔

b-2
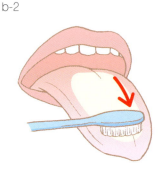

図16 舌清掃
a：舌ブラシによる清掃．
b：粘膜ブラシによる清掃．

舌清掃の手順
①リラックスした状態で舌をできるだけ突き出す．
②舌と清掃用具を湿らせた状態で清掃を行う．
③舌を傷つけないよう，清掃用具を舌に軽く当てて動かす．
④汚れを咽頭へ送り込まないよう，有郭乳頭の前方部から手前に向かって動かす．
⑤舌清掃用具に付着した舌苔を洗い流しながら清掃を行う．
⑥日々清掃を行い，無理のない範囲で徐々に舌苔を除去する．

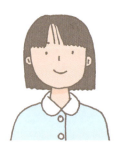

Comment 舌苔（p.42参照）の除去には，口腔の環境を維持・向上させるとともに，口腔機能の維持・向上をもたらす効果があります（**表6**）．介護を必要とする方（要介護者）の口腔清掃はセルフケアが基本ですが，清掃が十分に行えないときには介護者が行う必要があります．舌苔を除去するときには，舌を過度に擦過して粘膜を傷つけないように，剥がれた舌苔が咽頭に入らないように，水・唾液などの誤嚥が起こらないように注意します．

舌の清掃には専用の清掃用具や粘膜ブラシ，スポンジブラシなどを用います．清掃用具を軽く舌に当てて有郭乳頭の前方部から前方に向かって動かします（**図16**）．有郭乳頭を含めて有郭乳頭より後方の舌（舌根）は清掃を行いません．

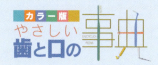

6章

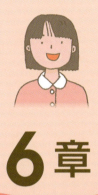

味覚障害とその治療

1 味覚障害とその治療

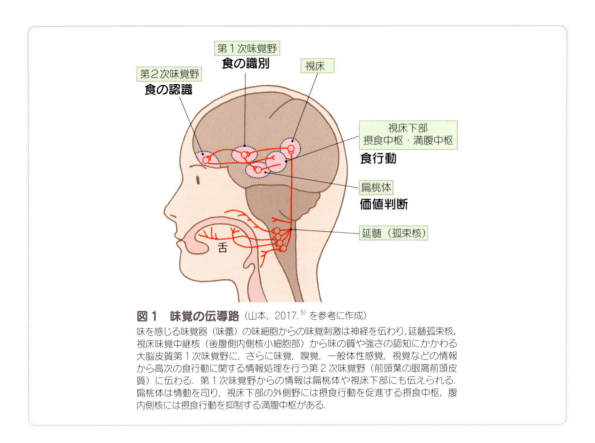

図1　味覚の伝導路（山本，2017.[5]）を参考に作成）
味を感じる味覚器（味蕾）の味細胞からの味覚刺激は神経を伝わり，延髄孤束核，視床味覚中継核（後腹側内側核小細胞部）から味の質や強さの認知にかかわる大脳皮質第1次味覚野に，さらに味覚，嗅覚，一般体性感覚，視覚などの情報から高次の食行動に関する情報処理を行う第2次味覚野（前頭葉の眼窩前頭皮質）に伝わる．第1次味覚野からの情報は扁桃体や視床下部にも伝えられる．扁桃体は情動を司り，視床下部の外側野には摂食行動を促進する摂食中枢，腹内側核には摂食行動を抑制する満腹中枢がある．

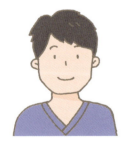

Comment　味覚はほかの感覚同様，加齢の影響を受けます．味覚機能の低下は60歳以降に多くみられます．味を感じる味覚器は味蕾です．味蕾を含む茸状乳頭などの舌乳頭の数の減少や退行性変化により正常に働く味蕾の数が減少することが原因です[1]．さらに，薬剤の副作用[2]（キレート作用による亜鉛欠乏など），義歯の装着[3]，唾液分泌量減少[4]などが影響しています．味覚障害は，味覚受容器の存在する口のなかだけではなく，伝達路である味覚神経，味覚中枢である脳の各部位（図1）などさまざまな原因（表1）により起こります．

　味覚障害には，味をまったく感じなくなる味覚消失（無味症），何も食べていなくとも口のなかに常に味を感じる自発性味覚異常症などがあります（表2）．味覚障害が食べる楽しみを失わせ，食生活に悪影響を与えるため，栄養障害や生活の質QOLの低下を招くことになります．

表1 味覚障害の原因分類 (池田, 2012.[6] より改変)

障害部位	原因
味乳頭・味蕾に対する外的障害	・舌苔 ・舌炎，赤い平らな舌：鉄欠乏性貧血，悪性貧血 ・口内乾燥症（唾液分泌障害） ・熱傷，外傷
味細胞・受容体の内的障害	・亜鉛欠乏 　亜鉛欠乏性味覚障害 　薬剤性味覚障害 　全身疾患性味覚障害 　突発性味覚障害 ・加齢 ・ビタミンA，B_2欠乏 ・感冒後
味覚伝導路障害	・末梢神経障害 　鼓索神経障害，顔面神経障害 ・中枢神経障害 　脳血管障害，脳腫瘍，頭部外傷

表2 味覚障害の症型分類 (笹野, 2015.[7] より改変)

味覚減退	全般的に味が薄く感じる
味覚消失（無味症）	まったく味がしない
自発性味覚異常症	口のなかに何もないのに常に味がする
解離性味覚障害（孤立性無味症）	特定の味（甘味など）だけがわからない
味覚錯誤（錯味症）	本来の味質と異なる味質を感じる
悪味症	食べ物が嫌な味になる
味覚過敏	味を濃く感じる
片側性無味症	舌の左右いずれか一側で味を感じない

　味覚障害の治療にあたっては，原因を特定することが重要です．味覚障害には重篤な全身疾患が関係している場合もありますので，検査に基づく診断が大切です．原因によっては，歯科のみならず内科や耳鼻咽喉科などによる治療が必要となる場合があります．具体的な治療法としては，原因となる疾患の治療，薬剤性の味覚障害では薬剤の変更・減量，亜鉛の欠乏では亜鉛製剤の投与，漢方薬の投与などが行われます．口腔乾燥症[8]や口腔カンジダ症[9]，舌苔の堆積[10]，上顎義歯の装着など，口腔内の問題が原因とされる場合には歯科治療により改善が期待できます．

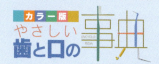

7章

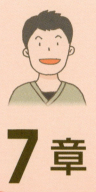

口臭とその治療

1 口臭症の分類と治療の必要性

表1 口臭症の国際分類と治療の必要性（宮﨑ほか，1999.[2]）
TN2～5にはいずれもTN1が含まれる．

口臭症の国際分類	治療必要性
Ⅰ．真性口臭症 　社会的容認限度を超える明らかな口臭が認められるもの 　a．生理的口臭…TN1 　　器質的変化，原因疾患がないもの（ニンニク摂取など一過性のものは除く） 　b．病的口臭 　　1．口腔由来の病的口臭…TN2 　　　口腔内の原疾患，器質的変化，機能低下などによる口臭（舌苔，プラークなどを含む） 　　2．全身由来の病的口臭…TN3 　　　耳鼻咽喉・呼吸器系疾患など Ⅱ．仮性口臭症…TN4 　患者は口臭を訴えるが，社会的容認限度を超える口臭は認められず，検査結果などの説明（カウンセリング）により訴えの改善が期待できるもの Ⅲ．口臭恐怖症…TN5 　真性口臭症，仮性口臭症に対する治療では訴えの改善が期待できないもの	TN1：説明および口腔清掃指導（セルフケア支援） TN2：専門的清掃（PMTC），疾患治療（歯周治療など） TN3：医科への紹介 TN4：カウンセリング（結果の提示と説明），（専門的）指導・教育 TN5：精神科，心療内科などへの紹介

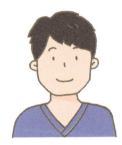

Comment

「口臭」とは，本人もしくは第三者が不快と感じる呼気の総称であり，「口臭症」とは生理的・器質的（身体的）・精神的な原因により口臭に対して不安を感じる症状をさします[1]．

口臭症の国際分類（**表1**）では，治療の必要性（TN：Treatment Needs）に応じて口臭を分類しています．口臭発生部位の80～90％以上は口腔です[3]．朝起きたときや疲れたときなどに健康な人にもしばしば認められる口臭は，「生理的口臭」とよばれます．起床時口臭は，睡眠時の唾液分泌量の減少により口のなかの自浄性が低下し，細菌が増えることなどにより発生します．また，口臭の原因となる口の病気には歯周病，う蝕，悪性腫瘍などがあり，舌苔や清掃が不良な義歯も原因となります．全身由来の口臭においてアセトン臭は糖尿病など，アンモニア臭は肝硬変など，トリメチルアミン臭は肝機能低下によるトリメチルアミン尿症などが原因となることがあります．

PMTC（Professional Mechanical Tooth Cleaning）：歯科医師や歯科衛生士が専用の器具を用いて歯に付着したプラークを機械的に取り除くこと．

2 口臭の原因物質

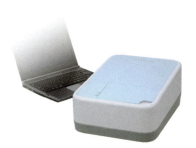
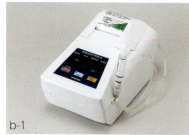
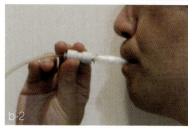

図1　口臭測定器
a：オーラルクロマ（エフアイエス株式会社提供）
揮発性硫黄化合物（VSC）を硫化水素・メチルメルカプタン・ジメチルサルファイドに分離し，その濃度を測定する口臭測定器である．
b：ブレストロンⅡ（株式会社モリタ提供）と測定の風景（秋本和宏先生提供）
半導体式ガスセンサで揮発性硫黄化合物（VSC）を検知し，口臭の強さを診断する口臭測定器である．
上記のほかにアテイン，ハリメーター，B/Bチェッカーがある．
使用方法は，顔を少し上向きにする．すなわちマウスピースは写真のように保持する．なお，マウスピースを握るようにもつことになっているが，今回はマウスピースと顔の関係を示すために，マウスピースを握るようにもってはいない．

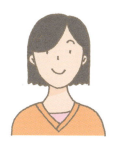

Comment　口のなかが原因となる口臭のおもな原因物質は，揮発性硫黄化合物（VSC：Volatile Sulfur Compounds）です．硫化水素，メチルメルカプタン，ジメチルサルファイドが口臭の原因となるVSCであり，前二者が約90％を占めています[4]．VSCは口のなかの剝離上皮細胞，血球，食物残渣などのタンパク質を細菌が分解することで産生されます．生理的口臭では，硫化水素がVSCのなかでもっとも多く，舌の後方2/3でおもにつくられます[5]．歯周病には独特の口臭がありますが，メチルメルカプタンが高濃度であることが特徴となっています．歯周病の口臭においても生理的口臭においても舌苔から産生されるVSCが全VSC量の6割程度を占めるといわれています．
　原因物質を測定する機器が口臭測定器です（図1）．

剝離上皮細胞：口腔粘膜表層の細胞が剝離したもの．
食物残渣：食物を咀嚼し嚥下する際に口のなかに残った食物で，食べかすといわれるもの．

3 口臭の検査と治療

表2 口臭の検査条件[2, 3]

検査当日
　①飲食の禁止
　②歯口清掃の禁止
　③禁煙（12時間前より）
　④洗口の禁止
　⑤口中清涼剤の禁止
前日以前
　⑥香料入り化粧品使用の禁止（24時間前より）
　⑦ニンニクなど揮発成分含有食品の摂取禁止（48時間前より）
　⑧抗菌薬などの投与禁止（3週間前より）

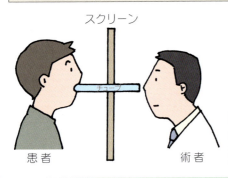

図2　UBC式官能検査法
患者がチューブに口腔内の空気を吹き込み，術者がその臭いをかぐことによって判定する．鋭敏性が高い，呼気の検査が直接できる，スクリーンを介するためプライバシーを保てるなどの長所がある．

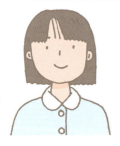

Comment

口臭症の国際分類では，治療の必要性に従って治療を行います．口の清掃は口臭症の基本的かつ重要な対処法であり，すべての口臭症で実施します．口臭の原因の多くは口腔にあるため，全身疾患の既往がなく，VSC以外の臭いがなければ通常は口腔清掃と歯科治療をまず行います[3]．歯周病やう蝕があれば，口臭にかかわらず，その治療は必須です．舌苔も口臭の原因となるため，舌清掃を1日1回行うことが勧められます[5]．

高齢者の口臭は，舌苔よりも義歯の臭いとの関連が指摘されています[6]．義歯装着者の口臭は，義歯洗浄剤の使用により減少します[7]（p.58参照）．アンモニア濃度を指標に市販の口臭消臭剤の効果を検討した研究では，口臭消臭剤の使用によりアンモニア量は即座に低下しますが，経時的に後戻り傾向を示すと報告されています[8]．

表3 官能検査法の判定基準 (宮崎ほか,1999.[2])

スコア	判定基準（強さと質）
0：臭いなし	嗅覚閾値以上の臭いを感知しない
1：非常に軽度	嗅覚閾値以上の臭いを感知するが，悪臭と認識できない
2：軽度	かろうじて悪臭と認識できる
3：中等度	悪臭と容易に判定できる
4：強度	我慢できる強い悪臭
5：非常に強い	我慢できない強烈な悪臭

表4 医療面接（問診）の内容 (宮崎,2000.[3])

①自覚症状の有無
②他覚症状（他人からの指摘）の有無→指摘されるとしたら，誰から指摘されるのか
③口臭をいつから意識しているのか
④自覚，あるいは指摘される頻度はどのくらいか
⑤自覚，あるいは指摘されることに持続性はあるのか
⑥自覚，あるいは指摘される時間帯は1日のうちでいつ頃か→起床時，空腹時など
⑦どのような臭いであると指摘されるのか
⑧口臭以外の自覚症状があるか→口腔外も含めて
⑨既往歴の確認

　口臭の検査には，人の嗅覚を使った官能検査法と，測定機器を使用した検査法があります．口臭は人の嗅覚閾値以上の強さと臭いの質で決定されるため，測定機器は必ずしも必要ではありません[3]．また，患者が口臭の検査条件（表2）を満たしていなければ正確な検査ができません．官能検査法には，患者の息を10～20cmの距離から嗅ぐ方法やUBC式官能検査法（図2）などがあり[5]，判定基準によりスコアが決まります（表3）．

　また，口臭検査とともに，医療面接（問診，表4）や一般的な口腔診査（歯周組織検査，舌苔沈着量の診査，口腔粘膜病変の有無，刺激時唾液分泌量の測定）などを行うことも重要です[3]．歯科医院に来院する一般の患者では，ほとんどの場合，舌苔の量，歯周組織の状態および唾液分泌量の結果から診断がつきます[3]．

歯口清掃：口腔清掃と同じ意味．歯の清掃，舌，頬，口蓋などの粘膜の清掃，義歯の清掃を含む．

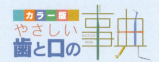

8章

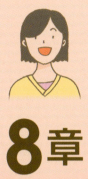

顎関節症・顎関節脱臼とその治療

1 顎関節の特徴

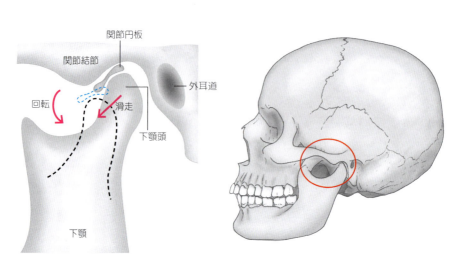

図1　顎関節（左の図は，東京大学医学部附属病院口腔顎顔面外科・矯正歯科 https://plaza.umin.ac.jp/~oralsurg/disease_02.html を参考に作成）
口を開けると下顎頭は回転（蝶番運動）しながら前下方に移動（滑走運動）する．このとき関節円板も下顎頭とともに前下方に移動する．関節円板と下顎頭の位置のずれにより関節雑音や開口障害が生じることがある．

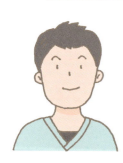

Comment　顎関節（側頭下顎関節）とは，側頭骨（下顎窩と関節結節）と下顎骨（下顎頭）の間にある関節を指します（**図1**）．下顎窩と下顎頭の間には関節円板があり，これを関節包が包み込んでいます．関節には外側翼突筋のほか，側頭下顎靱帯（外側靱帯），蝶下顎靱帯，茎突下顎靱帯といった靱帯が付着しています．口を小さく開けるとき，左右の顎関節は協調し，下顎頭が下顎窩のなかで「蝶番」のように回転運動をし，口を大きく開けると，さらに前下方への滑走運動が行われます（**図1**）．

　顎関節は歯の喪失や咬合状態の影響を受けて変化を繰り返し，その結果，下顎頭の可動性の増加や位置の不安定，顎関節雑音，変形性顎関節症，習慣性顎関節脱臼などが生じることがあります．

顎関節雑音：顎を動かしたときに顎関節部で生じる音が顎関節雑音である．顎関節症の主要症候の一つである．

2 顎関節症

表1　顎関節症の病態分類（日本顎関節学会，2013年）

- 咀嚼筋痛障害 myalgia of masticatory muscle（Ⅰ型）
- 顎関節痛障害 arthralgia of the temporomandibular joint（Ⅱ型）
- 関節円板障害 temporomandibular joint disc derangement（Ⅲ型）
  a. 復位型 with reduction
  b. 非復位型 without reduction
- 変形性顎関節症 osteoarthrosis/osteoarthritis of the temporomandibular joint（Ⅳ型）

注1：重複診断を承認する．
注2：顎関節円板障害の大部分は，関節円板の前方転位，前内方転位あるいは前外方転位であるが，内方転位，外方転位，後方転位，開口時の関節円板後方転位等を含む．
注3：間欠ロックの基本的な病態は復位性関節円板前方転位であることから，復位性顎関節円板障害に含める．

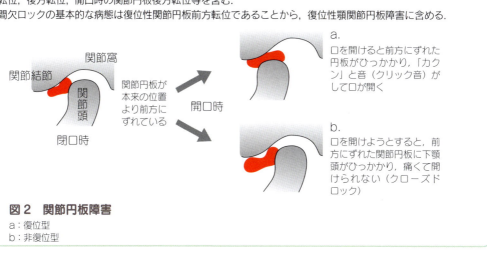

図2　関節円板障害
a：復位型
b：非復位型

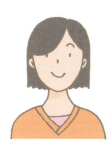

Comment　代表的な顎関節の疾患には，顎関節症があります．

　顎関節症は，「顎関節や咀嚼筋の疼痛，関節（雑）音，開口障害あるいは顎運動異常を主要症候とする障害の包括的診断名である．その病態は咀嚼筋痛障害，顎関節痛障害，顎関節円板障害および変形性顎関節症である」と定義されます（日本顎関節学会，2013年）．口を開けるときや閉じるときに「顎関節や咀嚼筋が痛む」「顎関節に音がする」「口が開けにくい・開かない」「顎が異常な運動をする」をおもな症状とする疾患で，4つの病態に分類されています（表1，図2）．この疾患と診断するためには，鑑別診断で他の疾患がないことを確かめます．顎関節症は心因性因子も関係するため，心理的な側面も考慮する必要があります．

鑑別診断：病気の診断をするときに，症状や検査結果などから可能性のある疾患をとりあげ比較して疾患を特定すること．口が開かないと訴えがある場合には炎症や腫瘍などによって口が開かなくなっている可能性もあるので，あらゆる可能性を考えて診断を行う．

関節円板障害（Ⅲ型）：関節円板が本来の位置より前方にずれたままになっている状態（関節円板前方転位）の顎関節症．開口時に本来の位置に戻る復位型（a）と関節円板に下顎頭が引っ掛かり口が大きく開けない非復位型（b）に分けられる．

3 開口障害（口が開かない）

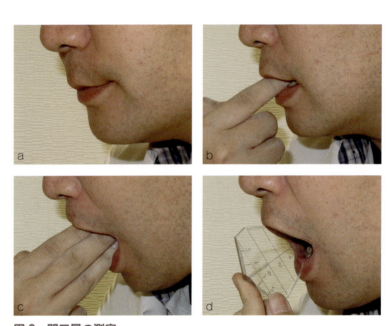

図3　開口量の測定
a：閉口時，b：1横指，c：3横指，d：開口量測定器による測定．

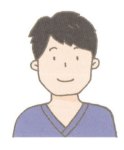

Comment　通常，成人では口を開けたときの上顎と下顎の中切歯間の距離は平均で指が3～4本入る程度（3～4横指，40 mmほど）です（図3）．しかし，開口障害がある場合には，まったく開口できないものから指1～2本分（1～2横指）の場合まで開口量はさまざまです．開口障害は，骨折や顎関節症などの顎関節自体や周囲組織の疾患により生じます．開口を指示しても，本人の意思により口を開かない場合（開口拒否）があります．たとえば，認知症患者では過去の歯科に関する嫌な思い出のために開口を拒否することがあります．また，認知症や意識障害，聴覚障害などにより開口の指示が伝わらない場合もあります．このような場合はあくびや食事のときには口は開いていますので，食事の様子を観察するとよいでしょう．

開口量測定器：開口量を簡便に測定できるように開発された器具．

4 顎関節脱臼

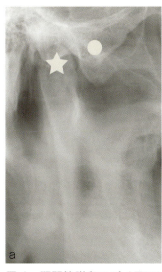
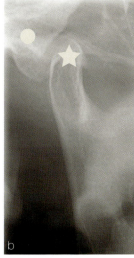

図4　顎関節脱臼のパノラマエックス線写真
a：安静時（整復後），b：整復前．
○：関節結節，☆：下顎頭

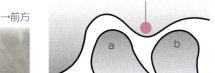

図5　顎関節脱臼（前方脱臼）
顎関節（前方）脱臼とは，下顎頭は関節突起を乗り越え元の位置に戻らない状態をいう．
a：安静時の下顎頭の位置．
b：顎関節前方脱臼時の下顎頭の位置．

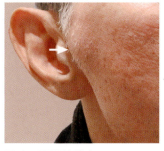

図6　顎関節脱臼
下顎頭が前方に転位し，皮膚の上から膨らみ（→）を触知できる．

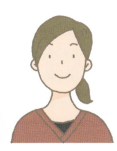

Comment　顎関節脱臼はいわゆる「顎が外れた」状態で，あくびや嘔吐，外傷などが原因で下顎頭が下顎窩より逸脱して，口を閉じることができなくなった状態です（図4〜6）．顎関節脱臼が起こると脱臼している側の顎関節部に陥凹ができます．なかでも顎が前方に外れる前方脱臼が多く起こります．

　患者本人や家族は不安を強く感じますが，まずは落ち着いて歯科医師による整復を受ける必要があります．習慣化している脱臼（習慣性脱臼）では整復は容易であり，患者本人が自分で整復することもあります．整復されず脱臼したままの陳旧性脱臼では徒手的な整復が難しくなります．

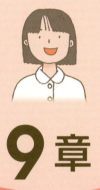

9章

摂食嚥下障害

1 摂食嚥下障害のスクリーニングテスト

表1 おもなスクリーニングテスト

スクリーニング法	方法	判定基準		注意点など
反復唾液嚥下テスト（RSST）	口腔内を湿らせ，空嚥下（唾液飲み）を30秒間繰り返してもらう 喉頭に軽くふれて，嚥下（喉頭挙上）の回数を数える	30秒で3回以上は正常 2回以下は嚥下障害の疑い		認知症などで理解力が低い者には実施が困難である
水飲みテスト（窪田の方法）	30 mLの水をコップから飲んでもらう 嚥下だけではなく，動作全体を観察する	プロフィール	① 1回でむせることなく飲むことができる ② 2回以上に分けるが，むせることなく飲むことができる ③ 1回で飲むことができるが，むせることがある ④ 2回以上に分けて飲むにもかかわらず，むせることがある ⑤ むせることがしばしばで，全量飲むことが困難である	誤嚥が不安な場合は2，3 mLで様子をみて，安全を確認してから30mLを施行する 100 mL程度の水を嚥下する方法もある
		判定	正常範囲：プロフィール①で5秒以内 疑い：プロフィール①で5秒以上，またはプロフィール② 異常：プロフィール③〜⑤	
改訂水飲みテスト（MWST）	① 冷水3mLを口腔底に注ぎ嚥下を指示する ② 嚥下後，評点が1〜3点ならそこで終了する ③ 評点が4点なら反復嚥下を2回行わせ，できたら5点	評点	評価不能：口から出す，嚥下がなく無反応 ① 嚥下なし，むせる and/or 呼吸切迫 ② 嚥下あり，呼吸切迫（不顕性誤嚥の疑い） ③ 嚥下あり，呼吸良好，むせる and/or 湿性嗄声あり ④ 嚥下あり，呼吸良好，むせや湿性嗄声なし ⑤ ④に加え，反復嚥下が30秒以内に2回可能	評点が4点以上なら，最大でさらに2回（合計で3回まで）繰り返す 最低点を評点とする
フードテスト（FT）	茶さじ1杯（3〜4g）のプリンなどを舌背に置く以外はMWSTと同じ手順で行う 口腔内残留の評価も行う	評点	評価不能：嚥下がなく，無反応の場合 ① 嚥下なし，むせる and/or 呼吸切迫 ② 嚥下あり，呼吸切迫（不顕性誤嚥の疑い） ③ 嚥下あり，呼吸良好，むせる and/or 湿性嗄声あり，中等度の口腔内残留あり ④ 嚥下あり，呼吸良好，むせや湿性嗄声なし，口腔内残留ほぼなし ⑤ ④に加え，反復嚥下が30秒以内に2回可能	残留は舌背面と口蓋を中心に観察する

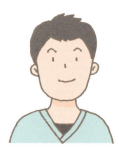

Comment　摂食嚥下障害（p.147参照）の疑いがある人を抽出するために，標準化されたスクリーニングテストが考案されています（**表1**）．それぞれのテストはおおよその状態を把握できますが，詳細な評価はできないため，複数のテストを併用して症状を複合的に判断します．摂食嚥下障害の疑いがある場合には専門的検査（VE，p.127参照）を行うことが勧められます．

反復唾液嚥下テスト（RSST：repetitive saliva swallowing test）

摂食嚥下機能のなかで，意識的に嚥下反射を引き起こす能力（随意的な反射惹起性）を定量的に測定する方法です．誤嚥との相関性が高い[1]とされますが，水飲みテストなどの結果と併せて判断することが大切です．

水飲みテスト（窪田の方法）

日本においてよく用いられてきた方法で，少し多めの水（30 mL）を飲んだときの

スクリーニングテスト：特定の疾患に罹患している人を選び出すテストにはスクリーニングテストと精密検査がある．スクリーニングテストでは特定の疾患に罹患している可能性の高い人を選び出し，次いで選び出された人に対して精密検査を行い，診断を確定する．

表2 食事の場面で誤嚥を疑うポイント

項目	状態	考えること
むせ	どういう食品を食べたときにむせるか	誤嚥をする場合でも，固形物と液体の違い，丸呑みと咀嚼嚥下での違いがないか
	むせがみられる（増える）タイミング 1）食事を開始してすぐ 2）食事の途中から	1）動き始めが悪いことによる誤嚥 2）食事への集中力低下，疲労などによる誤嚥
咳	食事中や食後に咳（咳払い）が増える 夜間就寝中に咳き込む	食物の咽頭残留や喉頭侵入，あるいは誤嚥 唾液の誤嚥や，胃の内容物・食道残留物の逆流
声	食前の声と，食事中・食後の声を比べる ⇒ ガラガラ声（湿性嗄声）になっている	食物の咽頭残留や喉頭侵入，あるいは誤嚥
痰	喀痰に食物残渣が混ざっている 色（黄・黄緑など） 粘稠性（ねばねばしている） ⇒ 経口摂取を開始してからの変化	不顕性誤嚥がある場合は，むせや咳で判断しにくい 痰の量や性状の変化によって判断する （慢性気道感染症などがあると判断しにくい）

状態を観察します．嚥下に不安がある場合には2，3 mLの水を飲んでもらい様子をみます．3 oz（約85 mL）や100 mLの水を飲む方法もあります．

改訂水飲みテスト（MWST：modified water swallowing test）

少量の冷水を飲んでもらい，そのときの嚥下運動の状態を観察することにより，水が咽頭を通過するときの障害（咽頭期障害）を評価する方法です[2]．少量（3 mL）の冷水を用いるので，嚥下に不安がある場合にも実施しやすいのが特徴です．

フードテスト（FT：food test）

おもに食塊形成能，咽頭への送り込みを評価する方法です．咽頭期の評価課題としては，MWSTよりも容易なものとして位置づけられます[2]．プリン，おかゆ，液状食品と段階的に負荷を上げる方法も報告されています[3]．

食事場面の観察

口でものを食べている場合は，食事場面を観察することがもっとも重要です（表2）．一般的に「むせ」が誤嚥の目安とされますが，誤嚥してもむせない不顕性誤嚥もあるため，むせ以外にも注意を払う必要があります．観察するポイントはさまざま[4]ですが，表2でむせと咳，声質，痰についてまとめました．なお，むせと咳はどちらも咳嗽反

咳嗽反射（がいそうはんしゃ）：気道から異物を排除するための反射で，気道に侵入した異物などにより粘膜が刺激され，爆発的に息を吐き出す．

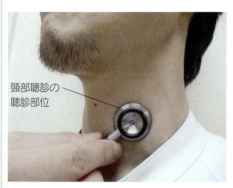

図1 頸部聴診
接触子の大きさが小さい，新生児用の聴診器が使いやすい．
喉頭挙上を妨害しないように，喉頭の側方に聴診器を当てる．
聴診器は皮膚から浮かないように当てる．
正常ならば，澄んだ呼吸音が聞こえる．

表3 頸部聴診による判定[5,6]

嚥下音	判定
長い嚥下音	舌による送り込みの障害
弱い嚥下音	咽頭収縮の減弱
複数回の嚥下音	喉頭挙上障害 食道入口部の弛緩障害
泡立ち音（bubbling sound） むせに伴う喀出音	誤嚥

呼吸音（呼気音）	判定
湿性音（wet sound）	咽頭部の貯留
嗽音（gargling sound）	喉頭侵入
液体の振動音	誤嚥
むせに伴う喀出音	誤嚥
喘鳴様呼吸音	

射ですが，食物の摂取と関連してみられるものをむせ，それ以外を咳として扱うことが多くなっています．

頸部聴診[5,6]

　食物を嚥下する際に咽頭部で生じる嚥下音と，嚥下前後の呼吸音を聴診します（図1）．音で誤嚥や下咽頭部の食物の貯留を判定して，嚥下障害をスクリーニングします（表3）．フードテストや食事の場面（直接訓練）で頸部聴診を併用すると，より詳細に嚥下状態が把握できます．

誤嚥：食物や唾液などの異物が声門を越えて気道に侵入した場合を誤嚥という．
不顕性誤嚥（silent aspiration）：気道に異物が侵入しても，誤嚥の際に起こる「むせ」や「咳込み」が生じない誤嚥を不顕性誤嚥という．「むせ」や「咳込み」が生じないため，周囲の人が誤嚥に気づきにくい．
湿性嗄声：痰がからんだようなガラガラとしたかすれ声である．喉頭前庭や喉頭口などに唾液などが存在する場合に起こる．
喉頭侵入：異物が喉頭前庭に侵入するが声門を越えない場合をいう．
咽頭残留：咽頭部に食物が停滞している状態をいう．

2 VE（嚥下内視鏡検査）・VF（嚥下造影）

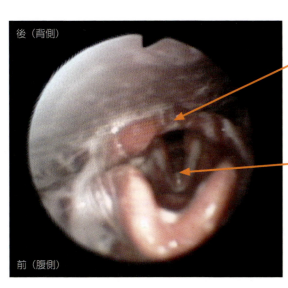

咽頭残留が披裂間切痕から喉頭内に侵入して，誤嚥に至る．

誤嚥：左右の声帯の間（声門）を越えて気道に侵入している．声門上までは喉頭侵入という．

図2　VE（嚥下内視鏡検査）
・声帯の動きや唾液誤嚥などがわかる．
・機動性がよい（訪問診療に使える）．
・普段の食事で評価できる．

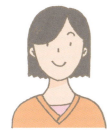

Comment　嚥下内視鏡検査（VE）

　直径3〜4 mm程度の内視鏡を鼻から挿入し，咽頭期嚥下を中心に検査を行います．VFが造影剤を必要とし，影絵のような像で評価を行うのに対して，VEでは咽頭・喉頭の構造や動き，唾液や粘膜の状態などを観察できます．唾液の誤嚥の有無など，VFでは観察が難しいものを評価できる点が利点です（図2）．

　VEの欠点として，口の中で行われる咀嚼・食塊形成や食塊移送などを観察できないことや，嚥下の瞬間は粘膜が内視鏡に触れて画面が白くなり（ホワイトアウト，white out）観察できないことなどがあげられます．また，ファイバーを鼻に挿入することによる痛みや鼻出血のリスク，および嚥下機能に悪影響を及ぼす可能性などについても考慮が必要です．

　VEは被曝がなく携帯性に優れていること，造影剤を含まない普通の食物を使って検査が行えることが最大の特徴です．近年は器材の小型化が進み，施設や在宅等においても検査を実施できるようになりました．現時点では訪問診療でVEを行う医療機関は医科，歯科ともに少ないですが，今後は普及すると思われます．

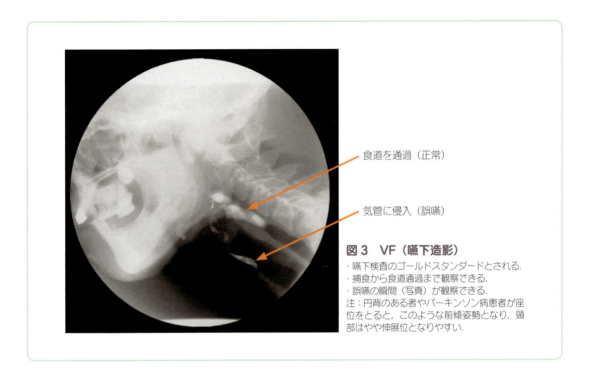

図3 VF（嚥下造影）
・嚥下検査のゴールドスタンダードとされる．
・捕食から食道通過まで観察できる．
・誤嚥の瞬間（写真）が観察できる．
注：円背のある者やパーキンソン病患者が座位をとると，このような前傾姿勢となり，頸部はやや伸展位となりやすい．

嚥下造影（VF）

　造影剤を含んだ模擬食品をエックス線を照射した状態で食べてもらい，その様子を観察する検査です．たんに誤嚥の有無やその量をみるだけではなく，誤嚥した場合のむせの有無や誤嚥物の喀出なども評価します．さらに，咀嚼や食塊形成の様子，口腔内保持や送り込みの能力，咽頭残留や喉頭侵入などを評価することができるので，VFは嚥下評価におけるゴールドスタンダードとされています（図3）．一方で，エックス線への被曝の問題や，造影剤を誤嚥する危険性，造影剤を含む模擬食品に対する患者の摂取意欲の問題，さらに検査する場所が放射線検査室に限られることなどの欠点もあります．

VE，VFの必要性

　スクリーニングテストや食事場面の観察による誤嚥の検出には限界があり，詳細な検査と診断を行うためには内視鏡を用いたVEやエックス線を用いたVFなどの精密検査が必要です．これらの検査は，摂食嚥下障害の重症度を判定するだけではなく，安全に経口摂取を行うための食物形態や食べ方の工夫（代償法）を検討するためにも用いられます．

3 摂食嚥下リハビリテーションとは

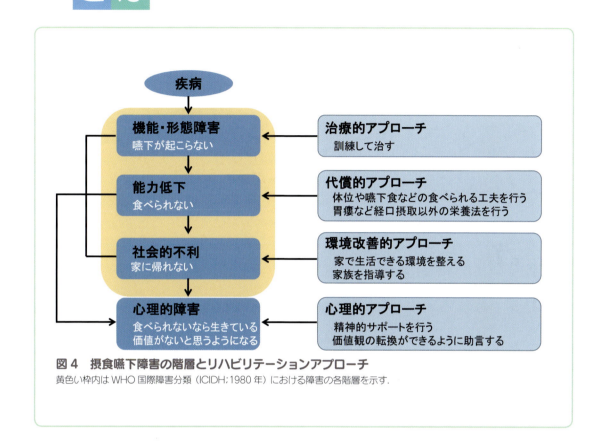

図4 摂食嚥下障害の階層とリハビリテーションアプローチ
黄色い枠内はWHO国際障害分類（ICIDH；1980年）における障害の各階層を示す．

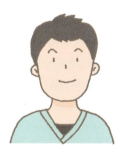

Comment リハビリテーション医学で特徴的な点は，病態の解決のみならず，障害が残存したなかでも「システムとしての解決を目指す」という，柔軟で実用的な対応姿勢にあるとされます[8]．摂食嚥下リハビリテーションにおいても，多くの場合は摂食嚥下障害が残存するなかで，さまざまなアプローチによって安全な経口摂取を目指すこととなります．具体的には，摂食嚥下そのものを改善しようとする治療的アプローチ，誤嚥しないように食物形態や食べ方の調整をする代償的アプローチ，介護者に対して調理や食事介助の方法を指導する環境改善的アプローチなどを行います．さらに，口から食べられない不安やストレスを精神的に支援する心理的アプローチといった支援を行い，問題の解決を総合的に図ることとなります（図4）．

4 摂食嚥下リハビリテーションの基本

表4 摂食嚥下リハビリテーションの基本

1. 口腔のケア（口腔衛生管理）	嚥下リハビリテーションにおいては，誤嚥性肺炎を予防することが最も重要である．嚥下リハビリテーションの前提条件とされている．	3. 直接訓練（摂食訓練）	「食物を用いる」訓練である．目的とする行動（摂食）を実際に行うので効果は高い．誤嚥の危険を伴うので，VEやVFなどで重症度を評価したうえで適応を判断することが望ましい．
2. 間接訓練（基礎訓練）	「食物を用いない」で行う基礎的な訓練である．おもな目的は，摂食嚥下に関連した器官の運動性や協調性の改善である．食物を用いないので危険性が低いため，適応の範囲が広い．効果がみえにくいという欠点がある．	4. 代償的栄養法（代替栄養）	経口摂取だけでは不足する栄養素や水分を確保する．末梢静脈栄養，中心静脈栄養，経鼻胃管や胃瘻などの経管栄養がよく用いられるが，間歇的口腔食道経管栄養法などもある．代替栄養に頼りすぎることなく，患者の能力に応じた経口摂取を行うことが重要である．

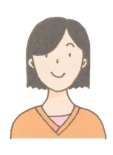

Comment 摂食嚥下リハビリテーションの基本は，口腔のケア（口腔衛生管理），間接訓練（基礎訓練），直接訓練（摂食訓練），栄養管理です（表4）が，柱となるのは直接訓練です．その特徴は，代償法と段階的摂食訓練にあります．摂食嚥下障害が重度であるほど，安全に経口摂取を行うためにさまざまな代償法を用います．たとえば，姿勢は体幹角度30度仰臥位で頸部前屈位とする，一口量はティースプーン1杯とする，食物形態はゼリーのスライス型でこれを丸呑みするという具合です．摂食嚥下障害が改善するにしたがって，食物形態をゼリーからミキサー食，きざみ食と徐々に変更し，その他の代償法も見直していきます．これを段階的摂食訓練といいます．

代償法：安全に摂食できるように，体位の調整，頸部回旋，交互嚥下，食物形態の調整，一口量や摂取ペースの調整などを行うが，これらの方法が代償法である．

5 チームアプローチ

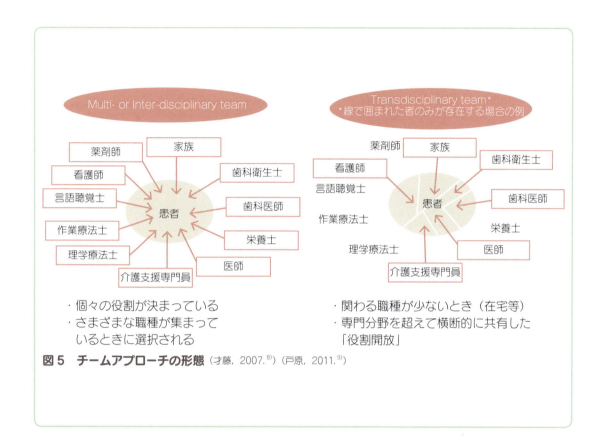

図5 チームアプローチの形態 (才藤, 2007.[8]) (戸原, 2011.[9])

- 個々の役割が決まっている
- さまざまな職種が集まっているときに選択される

- 関わる職種が少ないとき (在宅等)
- 専門分野を超えて横断的に共有した「役割開放」

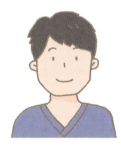

Comment　前項で述べたことのほかにも、咳反射・嚥下反射を改善する薬の使用や手術なども含めた、広範囲で多面的な手法が用いられるため、多くの職種が協働して実施するチームアプローチが基本となります。チームアプローチにはいくつかの形態が考えられますが、摂食嚥下リハビリテーションにおいては患者の必要性がまず存在し、その必要性をそこに存在する医療者で区分し担当するトランスディシプリナリー・チーム (transdisciplinary team) が提唱されています[8] (図5).

　たとえば、口腔内の環境を整えるために頻回のケアが必要な患者に対して、口腔のケアを歯科衛生士だけが担当するのではなく、看護師や言語聴覚士、さらに医療者ではない患者の家族も可能な範囲で担当するという具合です。特に、これから普及することが予想される在宅医療・介護の現場では、対応できる専門職は限られているため、各職種の専門性を活かしつつ、状況に合わせて柔軟に対応することが求められています。

段階的摂食訓練：食物を用いる直接訓練では摂食嚥下障害の改善に伴い、代償法を見直していくことが行われる。これを段階的摂食訓練という。

10章

食事介助

1 食事姿勢の確認

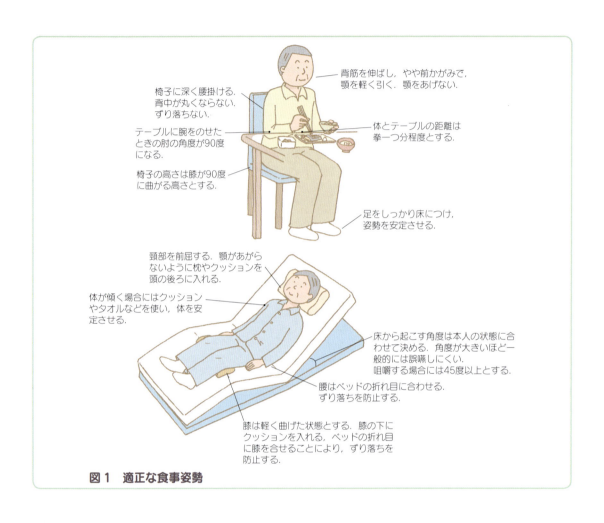

図1　適正な食事姿勢

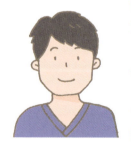

Comment　食事の際には，座位で，安定した姿勢を保持するのが基本です（図1）．座位が不可能なときにはベッド上や車椅子上で適切な体幹角度（床面に対する体幹の角度）を設定し安定した姿勢を保持します．テーブルや椅子の調整，クッションの使用などにより姿勢を整えるとともに腹部を圧迫しないようにします．車椅子においても安定した姿勢を維持します．

　足が床にしっかりつかず腰が椅子からずり落ち気味の状態，身体も傾き顎が上がっている状態は危険な姿勢です．円背の高齢者では嚥下しやすい姿勢がとれるよう特に配慮が必要です．

2 食器と食具の選択

箸

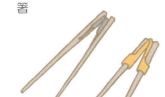

握りやすいように工夫されている箸がある．また箸の先が合うようにピンセットと同様の構造になっている箸もある．また箸をつなげるクリップを使用すれば，自分のお気に入りの箸を使用できる．

スプーン・フォーク

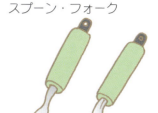

柄が太くもちやすい，口に入れやすいようにネックが曲げられるなど，もちやすく口に食物を入れやすいように工夫されているスプーン・フォークがある．

コップ・カップ

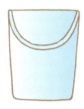

辺縁をカットするなどの形態的な工夫により，あまり傾けずに飲めるように工夫されているコップ・カップがある．取っ手も，もちやすいように工夫されているものもある．

皿

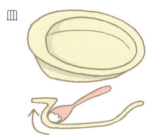

滑り止めがついているため動かない，反り返りがあるためスプーンですくいやすいなど，片手で食事ができるように工夫されている皿がある．

図2 自立支援のための食器・食具

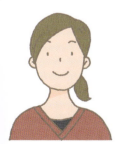

Comment 摂食嚥下機能に応じた食器・食具を選択します．選択にあたっては調理形態も考慮に入れます．スプーンは小さく底の浅いものを使用します．鼻がコップに当たらないようにカットされたコップを使用すると飲みやすくなります．

　自助具の使用により，食事の自立度が高まります（図2）．片手での食事では，滑り止めのついた食器，スプーンですくいやすい形態の食器を使用します．握力が低下している場合にはスプーンなどの食具の柄の太いものを使用します．普通のスプーンではボール部分を口腔内に入れられない場合には柄を曲げる，長くするなどの調整をします．食器や盛りつけ方により食事への関心を引くことができます．食器や食具の選択は十分な配慮が必要です．

3 飲み込みやすい食形態

区分	容易にかめる	歯ぐきでつぶせる	舌でつぶせる	かまなくてよい
かむ力の目安	かたいものや大きいものはやや食べづらい	かたいものや大きいものは食べづらい	細かくてやわらかければ食べられる	固形物は小さくても食べづらい
飲み込む力の目安	普通に飲み込める	ものによっては飲み込みづらいことがある	水やお茶が飲み込みづらいことがある	水やお茶が飲み込みづらい
かたさの目安 ごはん	ごはん〜やわらかごはん	やわらかごはん〜全がゆ	全がゆ	ペーストがゆ
調理例（ごはん）				
たまご	厚焼き卵	だし巻き卵	スクランブルエッグ	やわらかい茶わん蒸し（具なし）
調理例（たまご）				
肉じゃが	やわらか肉じゃが	具材小さめやわらか肉じゃが	具材小さめさらにやわらか肉じゃが	ペースト肉じゃが
調理例（肉じゃが）				
物性規格 かたさ上限値 N/㎡	$5×10^5$	$5×10^4$	ゾル：$1×10^4$ ゲル：$2×10^4$	ゾル：$3×10^3$ ゲル：$5×10^3$
粘度下限値 mPa·s			ゾル：1500	ゾル：1500

※「ゾル」とは，液体，もしくは固形物が液体中に分散しており，流動性を有する状態をいう．
「ゲル」とは，ゾルが流動性を失いゼリー状に固まった状態をいう．
※※かむことや飲み込むことに重要な障がいがある，または，それが疑われる場合は医療機関の専門家にご相談ください．

図3　ユニバーサルデザインフード（日本介護食品協議会より）

Comment

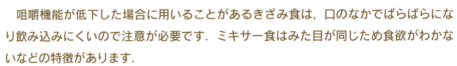

嚥下機能の低下がみられる場合には，飲み込みやすい食形態にします．①食材の密度が均一である，②適度な粘度と凝集性がある（食塊形成が容易），③飲み込むときに変形して，すべりがよい，④粘膜に付着しないという条件があげられています．

咀嚼機能が低下した場合に用いることがあるきざみ食は，口のなかでばらばらになり飲み込みにくいので注意が必要です．ミキサー食はみた目が同じため食欲がわかないなどの特徴があります．

ユニバーサルデザインフード（図3）は食べやすさに配慮した食品です．とろみ調整食品を使うときには専門家に相談して適切なとろみの程度を決めます．

4 介助の要点

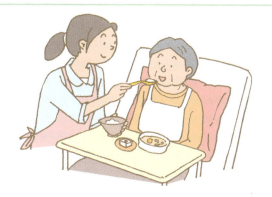

食事開始時の確認
- 食事に集中できる落ち着いた環境を整えます．
- 摂食嚥下機能を確認します．
- 全身状態，口腔内状況（口腔内の汚れ，義歯の装着など）を確認します．
- 姿勢を整えます．
- 口腔清掃，口腔体操を行います．摂食嚥下の準備運動，覚醒につながります．

食事終了後の確認
- 食事摂取量を確認します．
- 食物の口腔内残留の有無，湿性嗄声（ガラガラ声），呼吸状態を確認します．
- 誤嚥や歯科疾患を予防します．
  ①歯や義歯の清掃を行います．
  ②保湿を保ちます．
  ③食後30分以上座位を維持します．座位が不可能な場合にはファウラー位，セミファウラー位にします．

図4 食事介助の要点

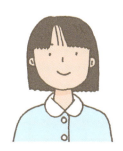

Comment 食品をみて理解してもらいます．食べている食品がわからないようではいけません．適切な一口量，適切なペースが重要です．一口量が多すぎると誤嚥しやすくなります．声かけや食具の工夫でペースを調整します．飲み込みを確認してから食物を新たに口に運びます．1回で飲み込めないときには再度飲み込んでもらいます．

食物は口に向かって下方から運び入れます．上方からだと顎が上がり誤嚥しやすくなります（図4）．

ファウラー位，ファーラー位：仰臥位から上体を45～60度程度起こした体位である．
セミファウラー位，セミファーラー位：セミファウラー位はファウラー位よりも上体を起こす角度を小さくした体位で，仰臥位から上体を25～30度程度起こした体位である．

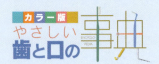

11章

誤嚥と誤飲，誤嚥性肺炎

1 誤嚥

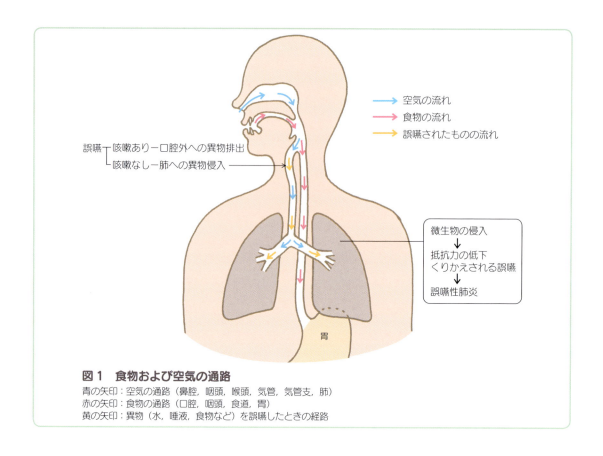

図1 食物および空気の通路
青の矢印：空気の通路（鼻腔，咽頭，喉頭，気管，気管支，肺）
赤の矢印：食物の通路（口腔，咽頭，食道，胃）
黄の矢印：異物（水，唾液，食物など）を誤嚥したときの経路

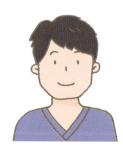

Comment　吸気は鼻腔から咽頭，喉頭を通り，気管，気管支，肺へと移動し，呼気は逆の経路をたどります（図1）．食物やクラウンなどの異物が声門を越えて気管に侵入することを誤嚥，喉頭口は越えても声門を越えない場合を喉頭侵入とよびます．喉頭や気管に侵入した異物が窒息，肺炎，呼吸器粘膜の損傷を引き起こすことがあります．

　誤嚥直後には咳嗽（咳）が起こるのが一般的です．「むせ」や「咳き込み」を伴う誤嚥を顕性誤嚥とよびます．しかし「むせ」や「咳き込み」を伴わない誤嚥があり，これを不顕性誤嚥とよびます．「むせ」や「咳き込み」が生じないからといって，誤嚥していないとは判断できません．誤嚥によって引き起こされる肺炎を誤嚥性肺炎とよびます．嚥下障害による不顕性誤嚥が誤嚥性肺炎の病因であるといわれています．

2 誤嚥性肺炎

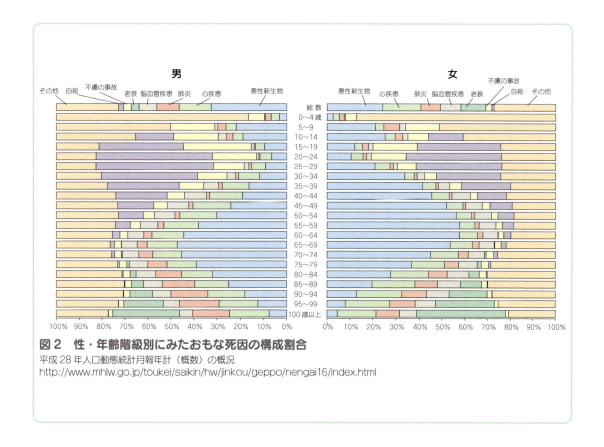

図2 性・年齢階級別にみたおもな死因の構成割合
平成28年人口動態統計月報年計(概数)の概況
http://www.mhlw.go.jp/toukei/saikin/hw/jinkou/geppo/nengai16/index.html

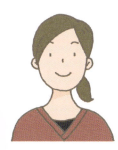

Comment

　肺炎はわが国の死因別死亡率では悪性新生物，心疾患についで第3位になっています（図2）．高齢者の肺炎の多くが誤嚥と関係しています．誤嚥性肺炎は再発を繰り返すことがあります．また，夜間には嚥下反射が低下するため不顕性誤嚥が生じやすく，肺炎が発症するリスクが高まります．

　脳血管疾患や認知症などでは誤嚥の危険性が高くなり，老化や疾患による嚥下反射や咳反射の機能低下は，肺炎発症の危険因子となります．

　誤嚥性肺炎のおもな原因としては，以下があげられます．

①口腔や咽頭の分泌物などの誤嚥

②胃からの逆流物の誤嚥

　また，そのおもな予防法としては，以下があげられます．

①口腔清掃を徹底し口腔内の細菌を減少させる．

②嚥下機能の低下防止・改善を図る．

③胃からの逆流を防止するため，食後には横にならずに座位を保持する．

3 誤飲

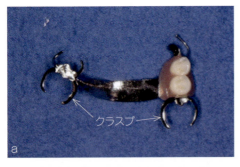
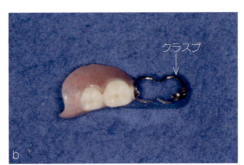
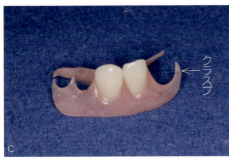

図3 部分床義歯
普段から外れやすい義歯は飲み込みやすいので，歯科医師に調整してもらうとよい．
a：クラスプ（金属製）の先端が粘膜を損傷させやすい．
b：クラスプ（金属製）の先端が外側を向いていないため，粘膜の損傷が起きにくい．
c：金属を使用していない義歯（ノンメタルクラスプデンチャー）でも鋭縁があると粘膜の損傷が起きる．

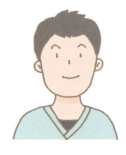

Comment　食物ではない物，たとえば硬貨，小さな義歯などを飲み込み，それが食道や胃などに入り込むことを誤飲とよびます．乳幼児に多くみられますが，健康な成人でも起こることがあり，また脳血管疾患，認知症などがあるとその危険性は高まります．

　消化管内の異物は通常自然に排泄されますが，排泄まで注意深く観察する必要があります．異物の大きさや形状によっては消化管粘膜の損傷，穿孔などを起こします．部分床義歯の誤飲では損傷や穿孔の危険性が高まります（図3）．損傷や穿孔の危険性が高いときには内視鏡などによって摘出します．また，認知症高齢者では「義歯洗浄剤を食べる」「義歯洗浄剤の溶液を飲む」ことも起こります．家族，介護者が管理を行い，認知症高齢者の手の届かない場所に保管します．

　異物の毒性や症状などの情報を知りたいときは，日本中毒情報センターのホームページ（http://www.j-poison-ic.or.jp）が参考になります．

部分床義歯：喪失した歯とその周囲の組織を人工歯で補う装置を義歯という．一般的には，患者本人が着脱できる装置で，顎の歯すべてがなくなった状態（無歯顎）のときに製作する義歯を全部床義歯，顎に1歯でも残っている場合には部分床義歯という．それぞれ総入れ歯，部分入れ歯といわれることがある．

4 PTP包装シートの誤飲・誤嚥

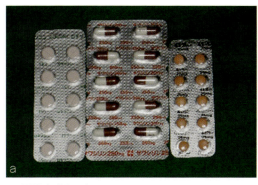

a：PTP包装シート．

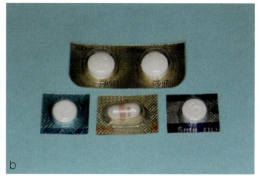

b：硬く鋭角のある状態．

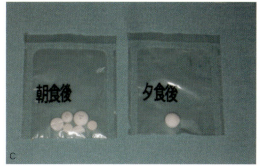

c：1回分の薬がまとめられて包装されている（一包化）．

図4　PTP包装シート
プラスチック部を指で押し取り出す．シートをハサミで切ってはいけない．シートをハサミで切りると，誤飲・誤嚥しやすくなり，硬い鋭角ができて誤飲・誤嚥したときに粘膜の損傷を起こしやすくなる．
http://www.mhlw.go.jp/stf/houdou/2r9852000000rwgy-img/2r9852000000rwif.pdf

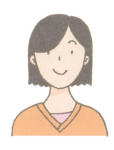

Comment　PTP包装シートは，プラスチックにアルミなどを貼りつけたもので，薬の包装に使われています（図4）．PTP包装シートの誤飲事故では，食道で発見されることが多くなっています．消化管損傷や穿孔の恐れがあるので，内視鏡などを用いて慎重に摘出します．また誤嚥事故では気道異物として発見されます．すみやかに異物の摘出を行う必要があります．

おもな防止法を以下にあげます．
①誤飲・誤嚥により重大な障害が発生する可能性を説明する．
②ハサミなどで1錠ずつ切り離さない．
③1回服用分の一包化を行う．
④家族や介護者が薬の管理を行う．

高齢になると薬を服用するのが難しくなります．素早く安全に薬を服用するために，服薬補助ゼリーを利用するという方法があります．

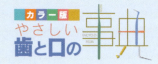

12章

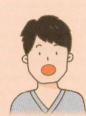

全身疾患と口腔

1 脳血管疾患

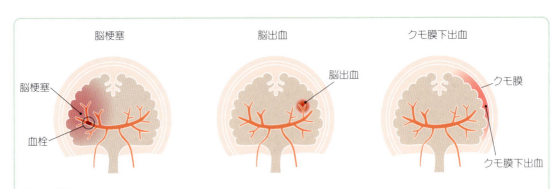

図1 脳卒中

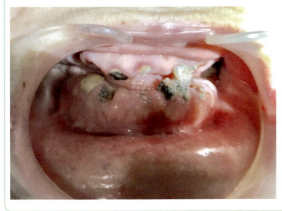

図2 脳梗塞発症後の口腔内状況
脳梗塞後遺症によりセルフケアは困難となり，介助者による口のケアもほとんど行われていない．う蝕，歯周病の治療もなされないまま歯列・咬合の崩壊が起きている（橋田 望先生のご厚意による）．

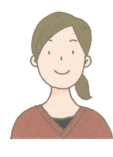

Comment　脳血管疾患とは，脳血管の異常による脳虚血または脳出血により脳が機能障害に陥った状態のことです（図1）．障害された脳の部位によって症状はさまざまです．また，顎口腔系への悪影響もよく知られています（図2）．本書では脳梗塞，脳出血についておもに解説していきます．

　脳血管疾患でみられる障害には，高次脳機能障害，感覚・運動障害，摂食嚥下障害（p.124以降参照），構音障害などがあげられ，これらの障害が口腔の清掃や歯科治療を困難にします．高次脳機能障害には，失語，失行，失認，記憶障害，注意障害，遂行機能障害，社会的行動障害などが含まれ，日常生活，社会生活が困難となります．

顎口腔系：摂食，嚥下，呼吸，構音，感情表現などの高度の機能を担っている機能的なシステムで，歯・歯列，顎関節，筋肉，神経系から構成されている．
咬合：上顎の歯と下顎の歯が接触している状態やその接触関係，下顎が閉じる行為を示す．いわゆる「噛み合わせ」のことで，「咬合状態がよい」は「噛み合わせがよい」，「咬合してください」は「噛み合わせてください」という意味である．

2 脳血管疾患における口腔管理

急性期
急性期リハビリテーション

目標
セルフケアの早期自立
良好な口腔環境の維持
合併症の予防

歯科介入の目的
肺炎予防
顎口腔系の廃用性萎縮の防止

具体的な歯科介入
口腔清掃の実施
口腔機能リハビリテーションの実施

回復期
回復期リハビリテーション

目標
能力の最大限の回復
早期の社会復帰

歯科介入の目的
食生活機能の再建
栄養向上
口腔環境の改善
口腔機能の向上

具体的な歯科介入
口腔清掃自立のための環境面・機能面の整備
口腔機能リハビリテーションの実施
歯科治療

維持期
維持期リハビリテーション

目標
獲得した能力の長期維持

歯科介入の目的
口腔環境の改善
口腔機能の維持・向上

具体的な歯科介入
セルフケア・日常的ケアの指導と専門的ケアの実施
口腔機能リハビリテーションの実施
歯科治療

図3 脳血管疾患の急性期,回復期,維持期における口腔管理
発症後6か月以内は再発の危険性が高いので,歯科治療は緊急処置のみが行われる.
急性期には積極的な歯科治療は行わず誤嚥性肺炎の予防,廃用性萎縮の予防のために口腔清掃,リハビリテーションを実施する.回復期には,歯科治療により口腔環境,口腔機能の改善を図る.在宅での歯科訪問診療への移行を考え,観血的な歯科処置など比較的リスクの高い処置は入院中に行う.

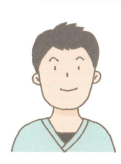

Comment　心身とも不安定で生命の危機にある急性期,全身状態が安定し積極的に能力の回復を目指す回復期,病状がおおむね固定し機能維持を目的とする維持期の各ステージにおいて,歯科医師や歯科衛生士が関与しないと口腔環境が悪化し,咬合が崩壊します.また,口腔環境の悪化,摂食嚥下障害による絶食などは顎口腔系に廃用性萎縮をもたらします.

　口腔環境を良好に維持するためには,適切な口腔ケア・歯科治療を行うことが必要です(図3).しかしながら,全身状態(特に急性期),高次脳機能障害,四肢・体幹機能障害,意識障害,心理的問題などが口腔ケア・歯科治療を行うことを困難にします.また,摂食嚥下障害,口腔領域にみられる感覚・運動障害などで食物残渣が口腔中に残ることで,口腔の環境が悪化します.

廃用性萎縮:病気で寝たきりになり筋肉を長時間使わない状態になると,筋肉が萎縮し筋力が低下する.このような状態を廃用性萎縮という.
摂食嚥下障害:食物をみて触りにおいを確認し(先行期),口腔に入れて嚥下ができる状態まで咀嚼し(準備期),咽頭に向かって舌で口腔内の食塊を送り込む(口腔期),嚥下反射が起き咽頭を通過し(咽頭期),食道入口部から食道に入り胃に至る(食道期)一連の過程のなかで起きる障害.

3 パーキンソン病

① **安静時振戦**
安静時に手足が周期的に震える

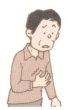

② **筋強剛（筋固縮）**
筋肉が硬くこわばって動きが悪くなる

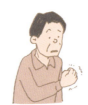

③ **無動（寡動）**
動作の開始に時間がかかり，動作が緩慢になる

④ **姿勢反射障害**
体のバランスが悪くなり，姿勢を立て直せない

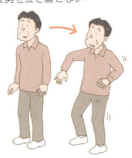

図4　パーキンソン病の4大症状
姿勢反射障害・歩行障害により転倒の危険性が大きくなる．歩行に障害が出ると，上半身を前傾させた姿勢，足がすくんで動かなくなるすくみ足，歩幅が減少する小刻み歩行などがみられるようになる．

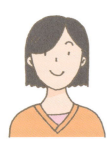

Comment

　パーキンソン病は，中脳の黒質にあるドパミン作動性ニューロンの変性・脱落とレビー小体の出現を特徴とする進行性変性疾患です．安静時振戦，筋強剛（筋固縮），無動（寡動），姿勢反射障害などが4大症状（運動症状）です**（図4）**．表情が乏しくなる仮面様顔貌や声が小さくなる小声症も特徴的です．

　パーキンソン病に伴う非運動症状としては，自律神経障害（便秘，頻尿，起立性低血圧など），睡眠障害，感覚障害（嗅覚障害，疼痛など），認知機能障害（遂行機能障害），精神症状（うつ，幻覚など）があります．急に立ち上がったときに血圧が低下しめまいやふらつきなどがみられる起立性低血圧はパーキンソン病の症状，または抗パーキンソン病薬の副作用として現れます．

遂行機能障害：情報を整理し計画を立て，効果的に目標を達成する機能が遂行機能であり，遂行機能障害では，日常生活における問題を適切に対応し解決することができなくなる．実行機能障害ともいわれる．

4 パーキンソン病の口腔の問題

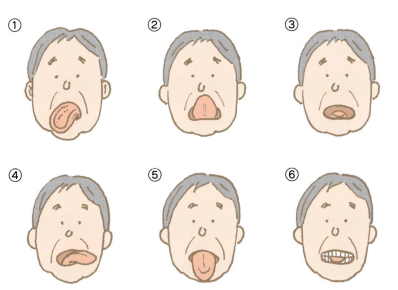

図5 オーラルジスキネジア
自分の意思とは無関係に口唇，舌，下顎などに現れる異常な運動のことで，不規則に反復して起こる．
上図はオーラルジスキネジアを示す患者の舌の動きを①から順に経時的に示している．舌を突出させる，舌を上方に動かす，舌を引っ込めるなどの動きをするが，本人は舌の動きを止めることはできない．

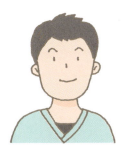

Comment　パーキンソン病の口腔の問題としては，オーラルジスキネジア，摂食嚥下障害，口腔乾燥などが挙げられます．

　オーラルジスキネジアは，口唇，舌，下顎などに現れる不規則な反復性の常同的不随意運動です．具体的には，口をもぐもぐさせる，舌を突出させる，舌で口唇をなめるなどの運動が繰り返し現れます（図5）．不随意運動は義歯装着，食事，歯科治療などの障害になります．薬剤の副作用によるものが多いのですが，原因が不明のものもあります．義歯が合わないこと（義歯不適合）や咬合異常，疼痛などが誘因としてあげられており，歯科治療により症状の緩解・消失がみられることがあります．

不随意運動：自分の意思とは無関係に現れる異常な運動．
ジスキネジア：自分の意思とは無関係に手足などが勝手に動く異常な運動で大脳基底核の障害で出現すると考えられている．異常運動の強さはさまざまだが，自分では動きを止めることができない．パーキンソン病の進行期にパーキンソン病治療薬のL-ドパでジスキネジアが誘発されることがある（L-ドパ誘発性ジスキネジア）．顎口腔系にみられるジスキネジアをオーラルジスキネジアという．

表1　パーキンソン病によるおもな摂食嚥下障害（摂食嚥下の5期モデル）

先行期
　うつや認知症による食思低下
　上肢の振戦・強剛
　適切な姿勢保持困難
準備期
　舌などの運動障害に伴う咀嚼運動の障害
口腔期
　舌などの運動障害に伴う咽頭への送り込み運動の障害
咽頭期
　嚥下反射開始の遅延
　喉頭挙上の減弱
　喉頭蓋谷・梨状陥凹での食物残留
食道期
　上部食道括約筋の機能不全
　食道の蠕動運動低下
　胃食道逆流症

　摂食嚥下障害（9章参照）はパーキンソン病の患者の約半数にみられます．誤嚥性肺炎の危険があるため，摂食嚥下障害への対応は重要です．初期からみられることがあり，先行期から食道期までの各期にわたり多様な障害がみられます（**表1**）．摂食嚥下障害への対応策としては，原疾患の治療，食形態の調整，食具の検討，食事姿勢の調整，嚥下訓練などがあげられます．さらに，誤嚥性肺炎，窒息，低栄養などの合併症の予防にも十分な配慮が必要です．

　パーキンソン病の患者では流涎（よだれを流すこと）や口腔乾燥がみられることがあります．流涎は嚥下機能の低下のために唾液が口腔内に貯留するために生じると考えられています．口腔乾燥はパーキンソン病の治療薬である抗コリン薬の副作用として生じるとされています．

　パーキンソン病の患者では，口腔のセルフケアは次第に困難になります．口腔清掃は誤嚥性肺炎の予防や摂食嚥下機能の改善に有効であるため，介護者・歯科医師・歯科衛生士によるケアが重要です．また，歯科治療および口腔ケアは抗パーキンソン病薬の効果が発揮されている時間帯に行います．

5 認知症

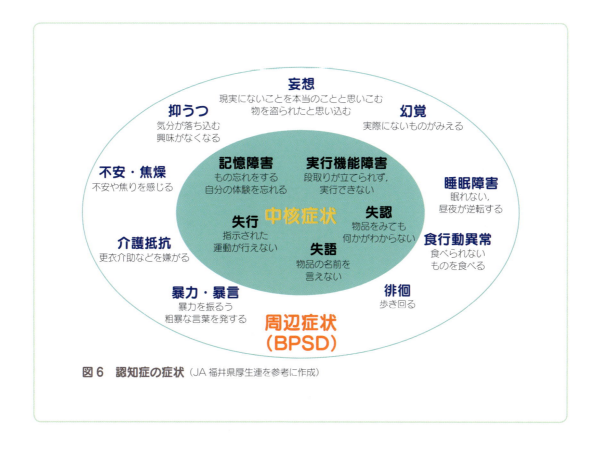

図6 認知症の症状（JA福井県厚生連を参考に作成）

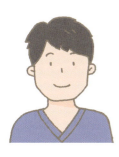

Comment　認知症は「いったん獲得した知的機能が後天的な脳の器質的障害により持続的に低下し，日常生活や社会生活に支障をきたすようになった状態」です．認知症の症状は，中核症状と認知症の行動・心理症状（BPSD：Behavioral and Psychological Symptoms of Dementia，周辺症状）に分けられます（図6）．中核症状は，記憶障害，見当識障害，実行機能障害（遂行機能障害）など，認知症の患者で必ずみられる症状です．BPSDは，妄想，抑うつ，徘徊，暴力などであり，必ずしもみられるものではありませんが，介護者にとっては深刻な問題となります．歯科医院では「予約を何度も間違える」「義歯の管理ができなくなり義歯を紛失する」「つじつまがあわない会話になる」などで認知症の可能性を推測することがあります．

見当識障害：見当識障害では場所，季節，日時，人物などが認識できなくなる．見当識障害の例として，家族や友人を認識できずに「どちら様ですか」と質問することなどがあげられる．

6 四大認知症の特徴

表2　四大認知症の代表的な病態

	アルツハイマー型	血管性	レビー小体型	前頭側頭型
発症	緩徐な発症	急性発症	緩徐な発症	潜行性発症
進行	緩徐進行性	階段状悪化	緩徐進行性	緩徐進行性
初期症状	記憶障害（エピソード記憶） 見当識障害（時間）	記憶障害	幻視，妄想， うつ状態， パーキンソン症状	人格障害 情緒障害
特徴的な症状	認知機能障害（物忘れ） 物とられ妄想 徘徊 取り繕い反応など	認知機能障害（まだら認知症） 意欲低下 感情失禁 局所神経症候（片麻痺，構音障害，嚥下障害など）	認知機能障害（注意障害，視空間障害など） 認知機能の変動 幻視，妄想 パーキンソン症状 自律神経症状 比較的早期からの嚥下障害	自己行動の統制の障害 情動鈍麻 病識低下 反社会的行動 常同的食行動異常 口唇傾向
	嚥下反射は末期まで保たれる	脳血管疾患の発症と認知機能障害の発現に時間的関連がある	初期には記憶障害は目立たない	病期前半には記憶障害・見当識障害は目立たない

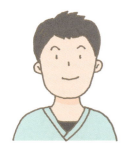

Comment　アルツハイマー病，血管性認知症，レビー小体型認知症，前頭側頭型認知症が四大認知症といわれています（表2）．認知機能の低下はあっても基本的な日常生活機能は正常である状態は軽度認知障害とよばれます．

　アルツハイマー病は認知症の原因としては最多です．物とられ妄想や被害妄想をしばしば伴います．歯の喪失はアルツハイマー病の危険因子であり，歯の喪失予防および歯の喪失時には補綴治療による咀嚼機能の早期回復が認知症の予防につながると考えられます．

　血管性認知症は脳血管疾患の後遺症としての認知症の総称です．生活習慣病を基礎疾患としてもっていることが多くなっています．脳梗塞が発症すると急速に症状が現れます（急性発症）．脳梗塞が再発するたびに症状が悪くなっていきます（階段状の悪化）．歯周病と脳梗塞の関係も指摘されているので，歯周病予防は認知症予防にもつながります．

　レビー小体型認知症は幻視に代表される特有の精神症状とパーキンソン症状を特徴としています．

　前頭側頭型認知症は社会的対人関係の低下，自己行動の統制の障害，反社会的行動などが特徴となります．

7 認知症患者の歯科的問題

表3 高齢認知症患者の歯科的問題

- 口腔清掃が困難になる
- 口腔内の問題（う蝕，歯周病，義歯不適合など）に対する自発的な訴えが困難になる
- 歯科受診，歯科治療に対する協力が困難になる
- 義歯の使用が困難または不可能になる
- 摂食嚥下機能が低下する
- 補綴装置（義歯など），義歯洗浄剤の誤飲・誤嚥のリスクが高くなる

適切な口腔清掃を行うためには，介護者の口腔清掃に関する知識や高い能力が必要となる．
認知症患者の心に共感し寄り添うケアが基本となる．不安を起こさせない対応，自尊心を傷つけない対応を行う．清掃方法や義歯の使用法の説明の際には，具体的に簡潔にゆっくり繰り返して説明する．

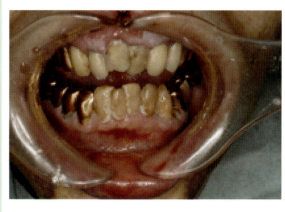

図7 口腔清掃が不良になった認知症患者の口腔内

認知症の進行とともに口腔清掃が不良になった．その後う蝕により喪失した上顎大臼歯部に新義歯を装着する際に「最初に口に入れたときに痛かったのでその入れ歯は絶対に使わない」といって，装着を拒否したままとなった．う蝕治療やスケーリングについては拒否しなかった．

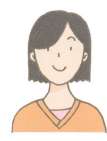

Comment

認知症の患者には，中核症状やBPSDによりさまざまな歯科的問題が生じます（表3）．口腔清掃の不良は口腔環境の悪化を招き，う蝕，歯周病，口腔粘膜疾患，口臭などの原因となります（図7）．誤嚥性肺炎の予防，口腔機能の維持・改善のためにも口腔清掃は重要です．

また，認知症の患者は歯の痛みや義歯の不適合を自分から訴えることが難しく，ときに歯科治療に対して非協力となるため，歯科受診の遅れ，歯科疾患の放置が起こることがあります．そのため，セルフケアが困難になってきた認知症の患者では，介護者による口腔清掃や口腔内観察，歯科医師・歯科衛生士による定期的な口腔健康管理が重要であり，介護者が問題を発見したときには速やかに歯科を受診させる必要があります．定期的な歯科健診は口腔の問題の早期発見，歯科医師とのなじみの人間関係の構築にとって望ましいことです．

認知症の患者のその他の問題として，体重減少，低栄養があげられます．原因となる疾患によって違いがありますが，食行動異常や摂食嚥下障害がみられることがあります．また，歯の痛みや義歯の不適合などの口腔内の問題が食事摂取量の低下，食事拒否につながることもあります．低栄養を予防するためには継続的な口腔衛生管理・口腔機能管理が必要です．

文 献

Introduction　歯科が扱う領域の概要
1) 阿部伸一：基本のきほん　摂食嚥下の機能解剖．医歯薬出版，東京，2014．

1章　健康に貢献する口腔の重要性
1) 沼部幸博，鴨井久一：歯周病をなおそう．砂書房，東京，2000．
2) 成石浩司，永田俊彦：歯周病が生活習慣病に及ぼす影響．臨床栄養，126（3）：262-267，2015．
3) 公衆衛生審議会：生活習慣に着目した疾病対策の基本的方向性について（意見具申）．1996年12月17日．
4) 下門顕太郎：動脈硬化．日本老年医学会編，老年医学系統講義テキスト，西村書店，東京，210-213，2013．
5) 飯島勝矢：虚弱・サルコペニア予防における医科歯科連携の重要性：～高齢者の食力を維持・向上するために～．
http://www.iog.u-tokyo.ac.jp/wp-content/uploads/2015/03/46f02abb5afeb6c3d51f4024717cebe2.pdf
6) 大内尉義，荒井秀典：フレイルに関する日本老年医学会からのステートメント．2014．
7) 国立長寿医療研究センター：平成25年度老人保健健康増進等事業「食（栄養）および口腔機能に着目した加齢症候群の概念の確立と介護予防（虚弱化予防）から要介護状態に至る口腔ケアの包括的対策の構築に関する調査研究事業」事業実施報告書．2014．
8) 飯島勝矢：口腔機能低下予防の新たな概念：「オーラル・フレイル」．Geriat Med，53（11）：1177-1182，2015．
9) Penfield W, Rasmussen T : The Cerebral Cortex of Man. Macmillan, New York, 1950.
10) 山本 隆：おいしさと食行動における脳内物質の役割．顎機能誌，18（2）：107-114，2012．
11) 小島弘充，佐久間重光，竹中 誠，酒井功支，原田 亮，土屋淳弘，森 隆司，荒木章純，伊藤 裕：近赤外線分光法を用いた2Hzガム咀嚼時における前頭前野血流動態の測定．愛院大歯誌，50（4）：435-440，2012．
12) 庄井和人：大臼歯部における咬合の有無が咀嚼時の脳活動に及ぼす影響：fMRI研究．口病誌，81（1）：38-44，2014．
13) 渡辺 誠，今村太郎，鹿沼晶夫，根本一男：比色法を用いた咀嚼能率の簡易測定法の開発：義歯装着者における咀嚼能率．補綴誌，26（4）：687-696，1982．
14) 那須郁夫，斎藤安彦：全国高齢者における健康状態別余命の推計，とくに咀嚼能力との関連について．日本公衛誌，53（6）：411-423，2006．
15) 山本 隆：楽しく食べる　味覚生理学―味覚と食行動のサイエンス．建白社，東京，118，2017．
16) 二ノ宮裕三，吉田竜介：味覚の特徴．森本俊文，山田好秋，二ノ宮裕三，岩田幸一編，基礎歯科生理学，第6版，医歯薬出版，東京，272-287，2014．
17) 池田 稔：加齢と味覚障害．口腔・咽頭科，25（2）：133-138，2012．
18) 田崎雅和：受容器と感覚．森本俊文，山田好秋，二ノ宮裕三，岩田幸一編，基礎歯科生理学，第6版，医歯薬出版，東京，139-144，2014．
19) 長浜 晋，東 義景，北村博則，織田正豊，鈴木和夫ほか：人体口腔組織図譜解説書．医歯薬出版，東京．63-69，1981．
20) 高橋智秀，大森郁朗：獲得被膜構成タンパク質に関する基礎的研究．小児歯誌，34（4）：800-808，1996．
21) 須賀昭一：歯の形成と破壊．地質学雑誌，77（9）：525-534，1971．
22) 塚田奈緒子，星野倫範，藤原 卓ほか：ロールコットンによる唾液採取が唾液中レンサ球菌数に及ぼす影響について．小児歯誌，38（2）：468，2000．
23) 濱田泰三：上顎総義歯と唾液の役割，義歯安定剤の役割．補綴誌，47（3）：503-507，2003．
24) 山田好秋：嚥下．森本俊文，山田好秋，二ノ宮裕三，岩田幸一編，基礎歯科生理学，第6版，医歯薬出版，東京，

355-369, 2014.

25) Abd-El-Malek S：The part played by the tongue in mastication and deglutition. J Anat, 89 (2)：250-254, 1955.
26) 菅 武雄：剥離上皮の堆積のある患者に対する口腔ケア．下山和弘，米山武義，那須郁夫編，日本老年歯科医学会監修口腔ケアガイドブック．口腔保健協会，東京，174-175, 2008.
27) 小笠原正，川瀬ゆか，磯野員達ほか：要介護高齢者における剥離上皮の形成要因—舌背，歯，頬粘膜—．老年歯学，29 (1)：11-20, 2014.
28) 岩田基子，出光俊郎：痂皮．和田 攻，南 裕子，小峰光博編，看護学大事典，第2版，医学書院，東京，541, 2010.
29) 岩田基子，出光俊郎：痂皮形成．和田 攻，南 裕子，小峰光博編，看護学大事典，第2版，医学書院，東京，541, 2010.
30) 岩佐康行：口腔に痂皮がある患者に対する口腔ケア．日本老年歯科医学会監修，下山和弘，米山武義，那須郁夫編，口腔ケアガイドブック．口腔保健協会，東京，143-144, 2008.

2章　口腔清掃に使用する用品

1) 齋藤俊行：セルフケアとしてのプラークコントロール．米満正美，小林清吾，宮﨑秀夫，川口陽子，鶴本明久編，新予防歯科学，第4版，医歯薬出版，東京，47-56, 2013.
2) 髙世尚子，田淵由美子，鶴川直希，武村あかね：歯間清掃具によるプラーク除去効果の臨床的研究．日歯保存誌，48 (2)：272-277, 2005.
3) 日本口腔衛生学会フッ化物応用委員会編：う蝕予防の実際　フッ化物局所応用実施マニュアル．社会保険研究所，東京，82, 2017.
4) 大渡凡人：口腔保湿剤 oral moisturizers (saliva substitutes)．金子明寛，須田英明，佐野公人ほか編，歯科におけるくすりの使い方 2015-2018，第1版，デンタルダイヤモンド社，東京，378-386, 2014.
5) 竜　正大：口腔衛生と口腔環境（口腔湿潤剤，含嗽剤）．森戸光彦，山根源之，櫻井　薫ほか編，老年歯科医学，医歯薬出版，東京，250-256, 2015.
6) 野村武史：含嗽剤・洗口剤．金子明寛，須田英明，佐野公人，ほか編，歯科におけるくすりの使い方 2015-2018，デンタルダイヤモンド社，東京，372-373, 2014.
7) Boyle P, Koechlin A, Autier P：Mouthwash use and the prevention of plaque, gingivitis and caries. Oral Dis, 20 (1)：1-68, 2014.
8) 小林清吾：フッ化物による齲蝕予防機序．米満正美，小林清吾，宮﨑秀夫，ほか編，新予防歯科学，第4版，医歯薬出版，東京，99-101, 2010.

3章　歯と歯周組織の病気とその治療

1) 伊藤博夫：齲蝕の予防．米満正美，小林清吾，宮﨑秀夫，川口陽子，鶴本明久編，新予防歯科学，第4版，医歯薬出版，東京，78-86, 2013.
2) 赤峰昭文，吉嶺嘉人，須田英明：歯髄疾患の特徴と経過．戸田忠夫，中村　洋，須田英明，勝海一郎編，歯内療法学，第3版，医歯薬出版，東京，87-89, 2007.
3) 須田英明：歯痛と薬物療法．歯薬療法，34 (1)：1-8, 2015.
4) 吉山昌宏：象牙質知覚過敏の発症メカニズムとその予防と治療．日歯医師会誌，63 (11)：1187-1195, 2011.
5) 日本歯周病学会ガイドライン作成小委員会：歯周治療の指針 2015．日本歯周病学会編，2016.
6) 國松和司：根分岐部病変の治療．吉江弘正，伊藤公一，村上伸也，申　基喆編，臨床歯周病学，医歯薬出版，東京，100-109, 2007.
7) 日本外傷歯学会：歯の外傷治療ガイドライン　平成24年10月改訂．http://www.ja-dt.org/guidline.html

4章　歯の喪失とその治療

1) 安藤雄一，相田 潤，森田 学，青山 旬，増井峰夫：永久歯の抜歯原因調査報告書．8020推進財団，東京，2005．
2) Wolf H, Rateitschak EM, Rateitschak KH（日本臨床歯周病学会訳）：ラタイチャーク　カラーアトラス歯周病学．第3版．永末書店，京都，156，2008．
3) 恵比須繁之，竹重文雄：破折歯の処置．平井義人，寺中敏夫，寺下正道，千田 彰編，保存修復学，第5版，医歯薬出版，東京，327-334，2007．
4) 工藤逸郎，三宅正彦：抜歯術．塩田重利，富田喜内監修，最新口腔外科学，第4版，医歯薬出版，東京，500-536，1999．
5) 野間弘康，金子 譲：抜歯の適応症と禁忌症．カラーアトラス　抜歯の臨床，医歯薬出版，東京，1-4，1991．
6) 渡邉文彦：口腔インプラント治療の概要．赤川安正，松浦正朗，矢谷博文，渡邉文彦編，よくわかる口腔インプラント学．第3版，8-13，2017．
7) 矢谷博文，三浦宏之，細川隆司，小川 匠：クラウンブリッジ補綴学．第5版，医歯薬出版，東京，2014．
8) Rosenstiel SF, Land MF, Fujimoto J（藤本順平監著，岡野昌治・菅野英也・千ヶ崎乙文訳）：クラウンブリッジの臨床 原著第4版．医歯薬出版，東京，2010．
9) Renner RP, Boucher LJ（奥野善彦監修，野首孝祠ほか訳）：レンナーとバウチャーの部分床義歯の臨床．クインテッセンス出版，東京，1993．
10) 藍 稔，五十嵐順正：スタンダード部分床義歯補綴学．第2版，学建書院，東京，2010．
11) Lindhe J, Karring T, Lang NP（岡本 浩監訳）：臨床編．Lindhe 臨床歯周病学とインプラント．第4版，クインテッセンス出版，東京，2005．
12) 赤川安正，松浦正朗，矢谷博文，渡邉文彦：よくわかる口腔インプラント学．第2版，医歯薬出版，東京，2011．
13) 日本補綴歯科学会：歯の欠損の補綴歯科診療ガイドライン2008．102-106．
14) 日本補綴歯科学会編：歯科補綴学専門用語集．第4版，6，医歯薬出版，東京，2015．

5章　粘膜その他の疾患と治療

1) 井上 孝，小林隆太郎：デンタルハイジーン別冊／歯科医院で気づく・見落とさない！色と形からみる口腔粘膜病変．医歯薬出版，東京，26-79，2010．
2) 角 保徳：口腔乾燥症．日本老年歯科医学会編，老年歯科医学用語辞典，第2版，医歯薬出版，東京，90，2016．
3) 中川洋一：口腔乾燥に関する用語の定義．歯薬療法，35（1）：28-34，2016．
4) 日本口腔粘膜学会用語・分類検討委員会作成：口腔乾燥症（ドライマウス）の分類案．日口粘膜誌，14（1）：86-88，2008．
5) 中村誠司：ドライマウスの分類と診断．日口外誌，55（4）：169-179，2009．
6) 安彦善裕：舌の痛みーその原因と鑑別，対処法．日本歯科評論，76（2）：24-30，2016．
7) 山崎 裕：舌痛を訴える患者への対応．日歯先技研会誌，21（2）：77-83，2015．

6章　味覚障害とその治療

1) 三輪高喜：高齢者の味覚障害．臨床栄養，127（1）：43-48，2015．
2) 福永明子：薬剤性味覚障害．臨床栄養，127（1）：29-33，2015．
3) 村上暢子，池原晃生，野首孝祠：実験用口蓋床が味覚閾値に及ぼす影響―装着直後の変化―．日補綴歯会誌，39（4）：662-669，1995．
4) 阪上雅史：味覚障害と口腔乾燥症の診断と治療．口腔咽頭科，20（3）：245-251，2008．
5) 山本 隆：楽しく学べる味覚生理学．建帛社，東京，99，2017．
6) 池田 稔：加齢と味覚障害．口腔咽頭科，25（2）：133-138，2012．
7) 笹野高嗣：味覚の評価と味覚障害．森戸光彦編集主幹，老年歯科医学，医歯薬出版，東京，228-234，2015．

8) 青木秀哲, 毛利大介, 島津 薫ほか：口腔内水分環境が味覚に及ぼす影響. 耳鼻臨床, 100 (7)：545-553, 2007.
9) 山崎 裕, 佐藤 淳, 大内 学ほか：カンジダ性味覚異常の臨床的検討. 日口外誌, 57 (9)：493-500, 2011.
10) 松田十四, 植田恭弘, 伊藤昌彦ほか：老年者の味覚, 口腔異和感に関する調査―老人ホーム在住者の調査成績―. 耳鼻臨床補冊, 52：124-134, 1991.

7章　口臭とその治療

1) 日本口臭学会：口臭への対応と口臭症治療の指針 2014.
2) 宮﨑秀夫, 荒尾宗孝, 岡村和彦, 川口陽子, 豊福 明, 星 佳芳, 八重垣健：口臭症分類の試みとその治療必要性. 新潟歯会誌, 29 (1)：11-15, 1999.
3) 宮﨑秀夫：口臭スクリーニング法及び臨床アプローチ. 日歯医師会誌, 53 (3)：198-207, 2000.
4) Tonzetich J：Direct gas chromatographic analysis of sulphur compounds in mouth air in man. Arch Oral Biol, 16 (6)：587-597, 1971.
5) 八重垣健：口臭臨床の実際―ヘルスプロモーションと口臭物質の病原性―. 日歯医師会誌, 58 (1)：27-38, 2005.
6) Hayashida A, Imai S, Hanada N, Hoshi K, Uematsu H：Relationships between breath odors and odor emission sources in the elderly investigated using the electronic nose. 老年歯学, 20 (1)：3-9, 2005.
7) 羽田雅文, 渡辺英幸, 小羽田敦正, 角田達彦, 矢野暢人, 皆木省吾, 赤川安正, 長澤 亨, 津留宏道：義歯洗浄剤が口臭に及ぼす影響に関する研究. 補綴誌, 34 (3)：438-441, 1990.
8) 白井健雄, 上田雅俊, 今井久夫：各種口臭消臭剤の効果について. 日歯保存誌, 47 (5)：650-659, 2004.

9章　摂食嚥下障害

1) 小口和代, 才藤栄一, 馬場尊ほか：機能的嚥下障害スクリーニングテスト「反復唾液嚥下テスト」(the Repetitive Saliva Swallowing Test：RSST) の検討　(2) 妥当性の検討. リハ医, 37 (6)：383-388, 2000.
2) 戸原 玄：各種スクリーニングテスト. 才藤栄一, 向井美惠監修, 摂食・嚥下リハビリテーション, 第2版, 医歯薬出版, 東京, 137-141, 2007.
3) 石田瞭, 向井美惠：嚥下障害の診断 Update 新しい検査法Ⅱ 段階的フードテスト. 臨床リハ, 11 (9)：820-824, 2002.
4) 藤島一郎：脳卒中の摂食・嚥下障害. 第2版, 医歯薬出版, 東京, 55-56, 1998.
5) 高橋浩二：頸部聴診法による摂食・嚥下障害のスクリーニング. 植松宏監修, わかる！　摂食・嚥下リハビリテーション, 医歯薬出版, 東京, 72-87, 2005.
6) Takahashi K, Groher ME, Michi K：Methodology for detecting swallowing sounds. Dysphagia, 9 (1)：54-62, 1994.
7) Langmore SE：Evaluation of oropharyngeal dysphagia: which diagnostic tool is superior ？. Curr Opin Otolaryngol Head Neck Surg, 11(6)：485-489, 2003.
8) 才藤栄一：リハビリテーション医学総論. 才藤栄一, 向井美惠監修, 摂食・嚥下リハビリテーション, 第2版, 医歯薬出版, 東京, 2-12, 2007.
9) 戸原 玄：チームアプローチの概念. 日本歯科衛生士会監修, 歯科衛生士のための摂食嚥下リハビリテーション, 医歯薬出版, 東京, 184-185, 2011.
10) 清水充子：摂食・嚥下リハビリテーションの実際. 向井美惠, 鎌倉やよい, 摂食・嚥下障害の理解とケア, 学研, 東京, 63, 2003.
11) 藤谷順子：直接的訓練法. 才藤栄一ほか編, JJNスペシャル摂食・嚥下リハビリテーションマニュアル, 医学書院, 東京, 62, 1996.

索引

あ
味細胞……27
アタッチメントロス……77
アフタ性口内炎……93
アブフラクション……72
アルツハイマー病……152
安静時振戦……148
安静時唾液……104

い
維持力……84
一次性サルコペニア……21
一次予防……22
糸巻き法……50
インスリン……19
インスリン抵抗性……19
咽頭残留……126
インプラント……81, 89
インプラント周囲炎……90
インプラント周囲粘膜炎 90
インレー修復……73, 74

う
ウェットガーゼ……53
ウォーターピック……50
うがい……57
う蝕……64
うま味・旨味……27
運動野……23

え
永久歯……13
栄養管理……130
エックス線写真……68
エナメル質……15
エナメル上皮腫……99
エナメル-セメント境……15
嚥下造影……128
嚥下内視鏡検査……127
炎症性サイトカイン……18
遠心面……14

お
嘔吐……32
オトガイ……35
オーバーデンチャー……81
オーラルジスキネジア……149
オーラルディアドコキネシス……34
オーラルフレイル……22
オールセラミッククラウン……74
音波歯ブラシ……48

か
開口……31
開口器……59
開口障害……120
開口補助器具……59
開口量測定器……120
外骨症……101
咳嗽反射……125
改訂水飲みテスト……125
開鼻声……9
下顎……9

下顎骨（下顎頭）……118
化学的清掃……86
顎関節……118
顎関節雑音……118
顎関節症……119
顎関節脱臼……121
顎堤……88
角化……12
顎下腺……11, 29
可撤性義歯……83
痂皮……43
粥状動脈硬化……20
感覚受容器……28
カンジダ・アルビカンス……94
関節円板……118
関節円板障害（Ⅲ型）……119
間接訓練……130
間接覆髄法……68
含嗽……56
冠動脈……20
鑑別診断……119

き
記憶障害……151
機械的清掃……86
義歯……25
義歯安定剤……88
義歯性潰瘍……93
義歯性口内炎……84
義歯性線維腫……102
義歯洗浄剤……58
器質的異常……34
義歯不適合……149
義歯用ブラシ……58, 86
キシリトール……61
気道……8, 33
機能咬頭……78
揮発性硫黄化合物……113
基本味……27
偽膜……93
偽膜性口腔カンジダ症……94
臼歯……13
臼歯腺……29
急性歯髄炎……67
頬腺……29
頬側……14
キレート作用……108
筋強剛……148
菌交代現象……42
菌交代症……94
筋固縮……148
近心面……14
金属冠……74
金属床義歯……83, 85
筋紡錘……28

く
くさび状欠損……72
クモ膜下出血……146
グラインディング……86
グラスアイオノマーセメント修

復……74
クラスプ……85
クレンチング……86

け
頸部聴診……126
血管腫……99
血管性認知症……152
犬歯……13
見当識障害……151

こ
誤飲……142
紅暈……93
構音……34
構音障害……34
口蓋垂……9
口蓋腺……29
口蓋側……14
口峡……8
口腔……8
口腔衛生管理……130
口腔がん……96
口腔カンジダ症……94
口腔乾燥症……55, 103
口腔前庭……8
口腔粘膜……92
口腔保湿剤……55
硬結……96
咬合……31, 146
咬合高径……35
咬合力……72
口臭……112
口臭測定器……113
咬傷……93
口唇……9
口唇腺……29
高速運動歯ブラシ……48
咬断……31
咬頭……78
行動・心理症状……151
喉頭原音……33
喉頭侵入……33, 126
後頭葉……23
口内炎……93
好発，好発部位……98
紅斑……97
紅板症……97
紅斑性口腔カンジダ症……94
咬耗……35
絞扼反射……32
誤嚥……8, 33, 126, 140
誤嚥性肺炎……141
呼気……140
5期モデル……30
呼吸……33
国際歯科連盟……61
鼓形空隙……12
骨隆起……101
固有口腔……8
根管……15

根尖孔……15
根尖部周組織……67
根尖性歯周炎……67
根分岐部病変……77
根分岐部用プローブ……77
コンポジットレジン修復……73, 74
根面う蝕……64

さ
細菌……37
細菌感染……67
再石灰化……64
サイトカイン……18
細胞性免疫 95
サルコペニア……21
暫間的間接覆髄法……68
三叉神経……95
酸蝕症……32

し
シェーグレン症候群……55
歯牙腫……99
耳下腺……29
耳下腺乳頭……9
歯冠修復……69
歯間乳頭……12
歯冠破折……78
歯間ブラシ……49
歯冠補綴……69
色素斑……35
刺激時唾液……104
歯垢……39
歯口清掃……115
歯根……15
歯根破折……78
歯根膜……28
歯根露出……71
支持……84
歯周炎……75
歯周基本治療……76
歯周外科手術……100
歯周病……18
歯周プローブ……77
歯周ポケット……12, 75
糸状乳頭……42
茸状乳頭……10, 42
歯髄……15, 66
歯髄壊死，歯髄壊疽……67
歯髄炎……67
歯髄腔……15
歯髄充血……67
ジスキネジア……149
姿勢反射障害……148
歯石……40
歯槽骨……12, 15
支台歯……78, 82
支台歯形成……82
支台装置……82
失活歯……78
実行機能障害……151
湿性嗄声……126

歯肉……12, 15
歯肉炎……75
歯肉縁……12
歯肉溝……75
歯肉退縮……75
歯肉ポケット……75
脂肪腫……99
歯磨剤……54
ジャケットクラウン……74
習慣性脱臼……121
周辺症状……151
手用歯ブラシ……47
腫瘤……101
準備相……31
上顎……9
小窩裂溝……14
小窩裂溝填塞法……65
小臼歯……13
小唾液腺……29
上部構造　89
食事姿勢……134
食事場面の観察……125
食物残渣……38, 113
食塊……9
食塊形成……30
食塊形成相……31
食器・食具……135
シーラント……65
ジルコニア……74
真菌……94
人工歯……82
人工唾液……55
唇側……14
深部感覚……23, 28

す
遂行機能障害……148, 151
髄室……15
垂直性動揺……80
水平性骨吸収……80
スクラッピング法……47
スクリーニングテスト……124
スケーラー……46
スケーリング……46
ストレプトコッカス・ミュータンス……36
スポンジブラシ……53

せ
生活習慣病……18
生活の質……81
声帯……8
声門……33
脊髄後根神経節……95
舌……10
舌下小丘……11
舌下腺……11, 29
舌下ヒダ……11
舌下面……11
舌根……10
切歯……13
摂食嚥下……30
摂食嚥下障害……124, 147
摂食嚥下リハビリテーション……129
舌腺……29
舌側……14

舌苔……42, 106
舌痛症……105
舌乳頭……10
舌ブラシ……52
セミファウラー位・セミファーラー位……137
セメント質……15
セメント修復……73
セラミックインレー……73
セルフケア……46
線維腫……99
前歯……13
前装冠……74
前頭側頭型認知症……152
前頭葉……23
全部床義歯……84
選剤相……31

そ
象牙細管……71
象牙質……15
象牙質知覚過敏……70
叢生……80
側切歯……13
側頭骨……118
側頭葉……23
組織学……97
咀嚼……24, 31
咀嚼能力……25

た
大臼歯……13
退行性変化……103
代償法……130
帯状疱疹……95
体性感覚……23, 28
体性感覚野……23
大唾液腺……29
大脳……23
唾液……29
多剤併用……103
脱灰……64
段階的摂食訓練……132

ち
チームアプローチ……131
中核症状……151
中切歯……13
超音波歯ブラシ……48
直接訓練……130
直接抜髄法……69
直接覆髄法……68

て
テクスチャー……27
デブライドメント……76, 90
デンタルフロス……50
デンチャープラーク……41
デンチャーマーキング……87
電動歯ブラシ……48

と
頭頂葉……23
糖尿病……18
動脈硬化……20
ドライマウス……103

な
内毒素……18

に
肉腫……96
二次う蝕……64
二次性サルコペニア……21
二次予防……22
日常生活動作……21
ニフェジピン……100
認知症……151

ね
ねじれ相……31
粘膜清掃……51
粘膜ブラシ……52

の
脳血管疾患……146
脳梗塞……146
脳出血……146
ノンメタルクラスプデンチャー……142

は
肺炎……141
バイオフィルム……39
ハイドロキシアパタイト……60
廃用性萎縮……147
パーキンソン病……148
白板……94
白板症……97
剥離上皮細胞……113
剥離上皮膜……43
バス法……47
破折……78
抜歯……66, 80
抜髄……66, 68
歯ブラシ……47
パラトグラム……34
バリアメンブレン……90
反復唾液嚥下テスト……124

ひ
鼻咽腔閉鎖……9
光老化……35
鼻腔……8
肥厚性口腔カンジダ症……94
非歯原性腫瘍……99
鼻唇溝……35
微生物……37
皮膚感覚……23, 28
表面感覚……28

ふ
ファーケーションプローブ……77
ファウラー位・ファーラー位……137
フェニトイン……100
不顕性誤嚥……126
不随意運動……149
フッ化物……60
フードテスト……125
部分床義歯……81, 83, 85
プラーク……39
フラビーガム……84, 102
ブリッジ……81, 82
フレイル……22
プローブ……77
プロセスモデル……30
プロフェッショナルケア……46
分界溝……10

へ
平滑舌……94
平均寿命……26
平均余命……26
閉口……31
扁平上皮がん……96
扁平苔癬……98

ほ
保持相……31
保存修復……66
ホワイトアウト……127
ホワイトニング……37
ポンティック……82

ま
マリオネットライン……35
慢性歯髄炎……67

み
味覚……108
水飲みテスト……124
味蕾……10, 27

む
むせ……125, 140
無動……148
無味症……108

め
メインテナンス……90
メタルインレー……73
メチルメルカプタン……113

やゆよ
薬物性歯肉増殖症……100
有郭乳頭……10, 42
遊離歯肉……12
ユニバーサルデザインフード……136
葉状乳頭……10
予備能……22
四大認知症……152

らりるわ
ラミネートベニア修復……37
良性腫瘍……99
リンパ管腫……99
ルートプレーニング……46
ルーブ法……50
レビー小体型認知症……152
露髄……78
ワンタフトブラシ……48

欧文
ADL……21
BPSD……151
FDI……61
Keyesの三つの輪……65
LindheとNymanの分類……77
Newbrunの四つの輪……65
PMTC……112
PTP包装シート……143
QOL……81
RSST……124
silent aspiration……126
transdisciplinary team……132
UBC式官能検査……114
VE……127
VF……128
VSC……113

【編者略歴】

下山和弘(しもやまかずひろ)

- 1979 年　東京医科歯科大学歯学部卒業
- 1983 年　東京医科歯科大学大学院歯学研究科歯科補綴学専攻修了（歯学博士）
  東京医科歯科大学歯学部附属病院医員
- 1984 年　東京医科歯科大学歯学部助手
- 1991 年　東京医科歯科大学歯学部附属病院講師
- 2000 年　東京医科歯科大学大学院助教授
- 2004 年　東京医科歯科大学歯学部教授

秋本和宏(あきもとかずひろ)

- 2000 年　日本歯科大学歯学部卒業
- 2004 年　東京医科歯科大学大学院修了（歯学博士）
- 2006 年　東京医科歯科大学非常勤講師（高齢者歯科学分野）
- 2014 年　しらかば歯科院長
- 2015 年　日本歯科大学臨床講師

カラー版
やさしい歯と口の事典　　ISBN978-4-263-44517-4
2018 年 2 月 10 日　第 1 版第 1 刷発行

編　者　下　山　和　弘
　　　　秋　本　和　宏
発行者　白　石　泰　夫
発行所　医歯薬出版株式会社
〒113-8612　東京都文京区本駒込 1-7-10
TEL. (03) 5395-7638（編集）・7630（販売）
FAX. (03) 5395-7639（編集）・7633（販売）
https://www.ishiyaku.co.jp/
郵便振替番号　00190-5-13816

乱丁，落丁の際はお取り替えいたします　　印刷・壮光舎印刷／製本・皆川製本所

© Ishiyaku Publishers, Inc., 2018. Printed in Japan

本書の複製権・翻訳権・翻案権・上映権・譲渡権・貸与権・公衆送信権（送信可能化権を含む）・口述権は，医歯薬出版(株)が保有します．
本書を無断で複製する行為（コピー，スキャン，デジタルデータ化など）は，「私的使用のための複製」などの著作権法上の限られた例外を除き禁じられています．また私的使用に該当する場合であっても，請負業者等の第三者に依頼し上記の行為を行うことは違法となります．

JCOPY ＜(社)出版者著作権管理機構　委託出版物＞
本書をコピーやスキャン等により複製される場合は，そのつど事前に(社)出版者著作権管理機構（電話03-3513-6969，FAX 03-3513-6979，e-mail:info@jcopy.or.jp）の許諾を得てください．